關格

一詞名義源流考

黃俊傑／著

致謝辭

將本書獻給我最愛的家人，

感謝你們給予我的支持及陪伴

推薦序一

　　世界衛生組織將在最新的第 11 版《全球醫學綱要》中，納入中醫傳統醫療的章節。未來對中醫的疾病分類和療法，將會有對應的統一名詞。為了推動中醫現代化及統一中西醫病名，我在 2000 年 7 月出版《中西醫病名對照大辭典》，此書雖然以 ICD-10 來編排，但對於中醫相關病名及文獻出處均有考證。相對於現代醫學的分類，有些中醫病名含有多種的涵義及解釋，「關格」一詞就是其中的代表。在《中西醫病名對照大辭典》中分別在食道炎及慢性腎衰竭中可以看到，以中醫病症及病名分類標準而言，與現代醫學中的分類完全不同。

　　台東縣中醫師公會理事長黃俊傑醫師擁有豐富學經歷，在診務繁忙之餘，遠到中國醫藥大學就讀中醫系博士班，將「關格」一詞以其獨創「中醫文獻分類研究交叉比對法」，深入淺出的將「關格」一詞由前秦至清代的涵義轉變鉅細靡遺的分析出來，且研究中所包含有關文獻時代背景的相關討論，對於未來中醫疾病史的研究及中醫病名涵義的解釋，都能提供一個非常關鍵的研究思路，欣聞黃俊傑醫師之研究將付梓出版，特寄數語為序推薦，期望能在中醫的病名研究上有引申觸類的作用。

中華民國中醫師公會全國聯合會名譽理事長

中國醫藥大學中醫學系教授

林昭庚謹識

中華民國一○八年六月八日

「關格」一詞名義源流考

推薦序二

　　疾病的診斷，攸關醫療成敗與生命延續，是臨床各科首要解決的核心問題，又診斷終須賦予結果定義，以利後續的治療用藥，職是之故，中醫病名的界定，對於醫者或病人而言，均可謂至關重要，此亦是近年來中西醫療思維，逐步朝向統一病名及統一診斷標準等方向的原因之一。

　　病名是中醫臨床實踐過程所建構發展的診療概念，用以代表疾病的本質與特徵，而透過理解誘發疾病的因子及其突出表現，得以彰顯疾病的特性，對於臨床治療上有著極大地助益，故病名可說是中醫理論的核心要素之一，尚難以辨證或西醫病名取代。

　　謹此感謝享譽國內外的中醫權威——臺東縣中醫師公會理事長黃俊傑醫師，其在極為繁忙的醫療工作之餘，猶能基於對中醫醫學的熱愛，以及對民眾健康的關懷，不辭勞苦地執筆撰寫《關格》乙書，內容涉及病名、症狀、脈象、病機、證候、疾病轉歸乃至預後，涵括的時期從先秦到清朝，超過三百本書籍、上百位醫家的論著，更難能可貴的是，黃理事長藉由目錄學分析、斷代研究、典籍分類探討，闡述由先秦至清末有關中醫典籍對「關格」的介紹及評析，並釐清「關格」乙詞的涵義與沿革，在他專業且細膩的筆觸之下，本書兼融理論與實務，不僅對中醫疾病史有深入地研

究，更對中醫病名的準確度有重大地貢獻，深信對於中醫同道在臨床處方用藥上會有顯著地幫助，進一步地提高整體中醫的療效，是一本兼具深度與廣度的病名百科，旺全誠摯地邀請您一塊兒典藏閱讀！

中華民國中醫師公會全國聯合會理事長

義守大學學士後中醫學系講座教授

陳旺全 謹識

中華民國一○八年四月十八日星期四

推薦序三

　　病名是中醫師在診斷過程裡極為關鍵的要素之一，直接影響中醫師對於疾病的治療及用藥方式，然而，中醫疾病史的正式研究起步較晚，又諸多病名在中國各朝代的遞嬗過程裡，不斷地嵌入文化傳承與制度融合，復以成千上萬醫者的各自表述，致使中醫病名的內涵及意義亦衍生出各種變化，也因此，即便部分病名殊途同歸，但對於當今中醫師而言，仍有解讀上的困難與盲點，亟待學富五車的醫學大師提供南針指引。

　　富揚謹此感謝臺東縣中醫師公會黃俊傑理事長，為了中醫史學的研究，以及中醫臨床的發展，不辭勞苦地深入歷代中醫典籍裡進行訓詁考究，以尋求中醫病名的真理，而同道們透過黃理事長的研究成果，定能在短瞬間掌握疾病名稱及明瞭不同朝代對疾病的認識與理解，從而更能穩健地掌握辨證處方用藥的關鍵，而黃理事長透過「關格」作為楔子般地起始，並對中醫疾病史採取系統性的梳理與總結，不僅大幅度地提升台灣中醫的研究水準，更有助於提高全球對中國疾病史的關注與興趣，影響鉅大。

　　黃俊傑理事長研究出版的《關格》乙書，是一本完善且經典的中醫臨床指南，透過該專書鉅細靡遺地對中醫病名的介紹解析，足以深化中醫病

名的準確度，並讓中醫師擁有更詳盡的醫療準則得以參考處方用藥，進一步提高整體中醫的療效，值茲該書付梓前夕，欣喜之餘，爰鄭重推介！

中華民國中醫師公會全國聯合會秘書長

柯富揚 謹識

中華民國一〇八年四月二十一日星期日

「關格」一詞名義源流考

序

　　我國健保從 1994 年開始使用國際疾病分類標準碼 ICD-9-CM，於 2016 年全面改成以國際疾病分類標準（ICD-10）申報，可見到的是疾病的種類愈來愈多，分類也越來越細。台灣自從實施健保以來，民眾對中醫的利用率逐年升高，但中醫在疾病的診斷申報上也使用同樣的分類標準，對於現代中醫師來說，古代典籍中的疾病名稱已成為可有可無的名詞。但也因語言的發展、醫學理論的進步，很多古醫籍的病名因歷史的侷限性、地域的差異、醫學流派的傳承，或對疾病的認知不同，許多古病名出現了同名異病，同病異名的情形，如宋·張杲在《醫說·疾症》所謂「古之論疾，多取象比類，使人易曉」，加上各醫家對文字訓詁釋義的差異，隨文衍義而解的狀況時而發生；加上漢字六書的不同，同樣的病名就有許多不同的涵義，對於後代醫家在認識疾病的本質上就增加了許多難度。此外，中醫文獻浩瀚如煙，要如何在不同時期的文獻中理出頭緒，還原中醫「病名」的原貌，為未來中醫診斷治療疾病提供方向，是值得深入探討的。

　　本書研究的「關格」一詞，內容涉及了病名、症狀、脈象、病機、證候、疾病轉歸、甚至預後，內容涵括的時期從先秦至清朝，有超過 300 本書籍、上百位醫家的著作，藉由目錄學分析、斷代研究、典籍分類探討，

闡述由先秦至清末有關中醫典籍對「關格」的認識，並釐清「關格」一詞涵義的演變歷程。

首先收集中醫典籍中有關「關格」的所有內容，借助《中華醫典》電子書的快速搜尋，總共搜集了 351 本中醫典籍，依照歷史年代分期、典籍分類、病名解析、來源出處等分析，發現過去的研究論述對於「關格」一詞的資料收集、內容分析及涵義演變都是遠遠不足的。

因此首創以「中醫文獻分類研究交叉比對法」，先將所有書籍依年代分為宋元以前、明代、清代典籍，再將各斷代的資料分為醫經類、本草類、方書類、傷寒類、綜合醫書類、臨證各科類、醫論醫案類共七大類，將相關內容的典籍附入七大分類中討論，說明「關格」一詞的涵義究竟為何。

北宋之前，《黃帝內經》、《神農本草》及方書類古籍主導著「關格」一詞的涵義。《內經》主要闡釋為病名、病理狀態及危候之脈象，本草及方書類古籍則偏重於小便不利或大小便不通之症狀。待《宋本傷寒論》出現後，「關格」一詞的涵義則又多了吐逆、小便不利或吐逆、食不得入的一種症狀。在《三因及一病證方論》後，「關格」一詞又增加了病機的敘述。這種說法對宋元之後的醫家在理解「關格」為中焦病機的意義上有很深遠的影響。

進入明代後，元朝朱丹溪的理論指導著明代醫家，朱丹溪對「關格」提出了中焦痞膈及痰飲病機的一種論述，使得明代的醫家均在痰飲及中焦疾病上論述「關格」，尤以綜合醫書類的典籍內容最豐富，也使許多醫

家將「關格」別列一門來討論，其中以張景岳對金元四大家的理論有許多的批評論述，直認「關格」應指一種陰陽失和的危重脈體，而非病名或症狀。

清代則是百家爭鳴，醫籍流通的年代，原先分類的內經、傷寒、本草類的典籍內容均變化不大，綜合醫書的內容則繁多，包括了上中下三焦的各種症狀。至清代後期則可見到《傷寒論》的說法以及喻嘉言的《醫門法律》一書，影響清代後期醫家對「關格」的認識，也影響了其處方用藥。除此之外，又多了許多醫論醫案類的典籍，在理論之外，更充實了「關格」涵義的內容，也可由此見到醫家對關格的處方，從而窺見醫家對「關格」一詞臨床使用上的經驗與方藥。

綜述本書以電子資料庫搜尋出內容，再首創以「中醫文獻分類研究交叉比對法」分析內容，對於各類典籍內容的沿襲及專一性，使得北宋、元代、明代幾個影響「關格」涵義演變的轉捩點能清楚地呈現出來。開創性的指出「關格」確實是一種疾病名，初起以大小便不利為其症狀，但因為在《內經》及《傷寒論》理論的指導影響下，漸漸發展為中焦痰飲、脹滿、翻胃及下焦二便不通的種種說法，不過統一的一點是，「關格」一詞代表一種疾病末期的危重狀態，不論是急性或慢性疾病，只要發展到末期衰退症狀就可以稱為「關格」（或表現為「關格」的症狀）。

本書雖是第一次使用「中醫文獻分類研究交叉比對法」作為中醫病名的研究，文稿疏漏或內容分析或有改善空間，希望讀者能不吝指導。然也

希望能抛磚引玉，吸引更多學者加入對中醫疾病史的研究，建立中醫病名的準確度，讓中醫師在臨床使用上，能有更確切的中醫準則依據來處方用藥，提高中醫的療效。

黃俊傑

018/06/18 戊戌年端午

目錄

圖目錄

表目錄

第一章 緒論

醫學史是一種專門史，研究的需分三類：第一類關於醫家地位的歷史；第二類關於醫學知識的歷史；第三類關於疾病的歷史；研究這三類的史料，當先研究每一個時代環境的背景和文化的現狀。

——陳邦賢[1]

疾病史是醫學史研究裡面一個項目，但正如林富士所說：「在歷史學的領域裡，疾病史研究卻幾乎沒有任何地位可言，而研究疾病歷史往往涉及非常專業的生物學和醫學知識，一般史學研究者因少涉足生命科學的領域，自然不敢嘗試這一方面的研究。而且，和疾病史有關的『史料』不僅稀少，在解讀上也困難重重。因此，長期以來，疾病史研究自然處於歷史研究的邊陲地帶，一片荒寂。即使是在醫學史的著作中，疾病的歷史也只是可有可無的附庸。」[2]

疾病史所涉及的範圍相當廣泛，由偏重點及角度不同，可分為（一）醫學史或醫療文化史、（二）歷史——地理病理學、（三）病因學、（四）

1　陳邦賢：《中國醫學史》，(台北：台灣商務印書館股份有限公司，1981)，頁 2。

2　林富士：〈中國疾病史研究芻議〉，《四川大學學報（哲社版）》，1 期（2004），頁 87-93。

社會史和文化史。[3]因此可見在研究疾病史的學者中，著重的是疾病觀念與醫療方法、疾病與自然環境、疾病與人群、疾病與社會（文化）與疾病的流行；[4]但對於疾病本身的內涵與演變，則必須是由對疾病成因、症狀、治療方式有相當了解的醫學背景人士才能清楚的去解釋與剖析。

　　因此在疾病史的研究中，若僅局限於以上這些方面的研究是不夠的。疾病史研究要面對的不單只是一個的疾病的病名、症狀及治療方式，面對疾病的論述還需要考慮因為時代背景及文化脈絡變遷所產生的影響，無法將今人的認知強加諸在古人的描述和詮釋上。正如余巖所說：「因為醫史的當中，有相當重要而最難寫的，是疾病史」。[5]另一方面，還有在面對中醫浩瀚的醫籍文獻，所面對到文獻資料涉及的古今對譯、知識觀點，及文化整體差異問題，甚至醫籍流通的方式都會影響到對一個相同疾病的不同認識。

　　從中醫典籍中如何去尋找疾病史的脈絡，就必須從疾病的名稱研究開始，因為對於疾病的認知，是從身體所表現於外的症狀開始，醫者針對症狀加以治療，並發現相同症狀有其規律性存在，因此給予一些名稱來統一症狀，因此有了疾病名。所以由疾病名稱可以了解到每個時代的醫家對於疾病的認識與了解程度，從而可以指導了辨證處方用藥。所以說唯有深入了解病名的涵義，疾病史才有其準確性。

---

[3]　林富士：《疾病的歷史》，（台北：聯經出版事業股份有限公司，2011），頁 10-12。

[4]　林富士：《疾病的歷史》，（台北：聯經出版事業股份有限公司，2011），頁 12-17。

[5]　余巖：《古代疾病名候疏義》，（台北：自由出版社，1972），自序頁 1。

第二章 中醫古籍文獻目錄學分析與分類研究法

  中醫文獻和醫學史研究掌握資料的目的在于合理的使用資料，以便爲所從事的具體科研題目得出符合客觀實際的結論。而使用資料的主要手段，則是在正確分析資料的基礎上予以系統地綜合歸納過程。

——馬繼興[6]

第一節 中醫文獻學及數位化

  先人在與疾病對抗的過程中，累積了豐富的經驗和知識，並藉由當時可用的載體（如石板、龜甲、竹、木、紙張等）將其記錄下來，這些記錄在其上的文字等，統稱爲中醫文獻。中醫文獻包含歷代人民認識疾病、治療疾病及預防疾病的經驗和知識，而中醫文獻學就是在一般文獻學的基

---

6 馬繼興：《中醫文獻學》，（上海：上海科學技術出版社，1990），頁559。

礎上，結合中醫的專業特點，分化出來的一種專業文獻學。[7]

　　這些中醫文獻的學術價值，在張燦玾的《中醫古籍文獻學》中提出了
十二點的內容說明中醫文獻學的重要性，[8]但因為中醫典籍浩瀚如煙，面
對中醫典籍這龐大的資料庫，過去人工查尋研究方式，絕不可能完成，必
須藉由電腦可儲存巨大文獻資料，快速的搜尋功能，來查尋、歸納、整理、
分析研究，較有正確的結果，才能開創中醫典籍電腦分析的新領域。[9]

　　因此在建立中醫大型數位資料庫前，最先遇到的問題是如何將中醫
古籍數位化，以目前中醫藥重要典籍大約有三百冊，合計約有六千萬餘字
而言，一方面資料太多，一方面部分典籍也不易取得，即使是一個中醫藥
學者專家，窮畢生之力可能也無法遍閱群書，欲全盤瞭解而取得典籍中所
有的記載資料並非容易；但若將這些典籍全部建立電腦檔案予以資訊化，
則利用電腦檢索的方式，即使是一般人也能在很短的時間內取得所需的
資料，如此對醫學理論、臨床應用與研究都有實際上的幫助，進而可加速
中醫藥的現代化，[10]因此台灣行政院衛生署於 1999 年 6 月出版了「中醫
藥典籍檢索系統光碟」，可檢索內經素問、靈樞、醫方集解等四十二本典
籍、六百萬餘字之資料。[11]

　　而中國大陸於 2000 年 2 月發行《中華醫典電子資料庫》，至 2014 年
已發行至第 5 版，是全面系統整理中醫古籍而製成的大型電子叢書。其

---

[7]　張燦玾：《中醫古籍文獻學》（北京，人民衛生出版社，1998），頁 9。

[8]　張燦玾：《中醫古籍文獻學》（北京，人民衛生出版社，1998），頁 10-
　　12。

[9]　張賢哲：《消渴典籍彙編》（台灣行政院衛生署中醫藥委員會 91 年度委託
　　專業服務計畫：CCMP91-IP-1），頁 10。

[10]　何威德：《中醫藥典籍檢索系統光碟·使用手冊》（台灣行政院衛生署中醫
　　藥委員會，1999），緒言。

[11]　何威德：《中醫藥典籍檢索系統光碟·使用手冊》（台灣行政院衛生署中醫
　　藥委員會，1999），序文。

前言中自我評價有四大優點：一、選目的權威性；二、資料的齊備性；三、分類的科學性；四、使用的便利性。[12]《中華醫典》收錄了至民國為止的歷代醫學古籍 1156 部（共四億多字），將其分為醫經、診法、本草、方書、針灸推拿、傷寒金匱、溫病、綜合醫書、臨證各科、養生食療外治、醫論醫案、其他等十二個大類。此外，還設置了內容豐富的辭典，由「名醫」、「名言」、「名詞」、「名著」、「名藥」、「名方」6 個部分組成。詞典部分可以快捷的查閱 200 多位古今名醫的生平業績、中醫名言、中醫名詞術語，1200 多味中草藥功用及彩色圖譜，1000 多種臨床廣泛應用的中成藥藥方及 1000 多個常用方劑。[13]《中華醫典電子資料庫》被列為大陸「九五」國家重點電子出版規劃專案，該光碟有強大的檢索功能，可對任意字、詞、句進行檢索，但文中錯誤、缺字不時出現，[14]而且查詢後將簡體結果轉為繁體時，更有亂碼及錯字出現。也有學者提出《中華醫典》在文本部分的幾項問題，例如選目略有不足、版本選擇失當等。[15]

　　本文使用《中華醫典》做為資料檢索來源，對於以上所述有關文字錯誤、缺字、分段時每個段落差異很大、搜尋名詞所含括的段落也有所錯誤感受最深。加上《中華醫典》對所有的書目內容均無版本的說明，因此對於所檢索的資料，其內文的正確性及出處均需在尋求印刷書籍來確認其正確性，相對而言就必須花費更多的時間。若能在建立資料庫時一併將所

---

[12]　沈澍農，〈電子版中醫古籍的文獻學考察〉，http://www.healthofall.com/a201710101156660/（民國 107 年 2 月 28 日檢索）。

[13]　張莎，〈《中華醫典·名藥》治療冠心病用藥規律研究〉，《中醫藥導報》，23（5）（2017），頁 21-24。

[14]　章紅英，〈消渴古籍數字化研究勢在必行〉，《時珍國醫國藥》，16（9）（2005），頁 831-832。

[15]　沈澍農，〈電子版中醫古籍的文獻學考察〉，http://www.healthofall.com/a201710101156660/（民國 107 年 2 月 28 日檢索）。

引用的版本書籍明確的標示出來，相信此電子資料庫就更有搜尋的代表性。

此外，在此論文接近完成時，承蒙中研院林富士教授提供的訊息，了解中央研究院數位文化中心根據人文研究的需求，正發展出一個協助學者提升研究質量的數位化工具與平台。即「數位人文研究平台」，此平台提供雲端服務，研究者不需擁有強大的運算與儲存設備，只需透過網路即可使用。平台可提供個人使用，也具有多人協同研究機制，可共享研究資源。[16]

數位人文研究平台具有以下幾項功能：

1. 上傳個人的文本與權威檔，亦可匯入其他系統的資料 （漢籍電子文獻資料庫）

2. 加入平台中其他人開放的資料，或將自己的資料開放分享

3. 統計與分析結果下載

4. 彈性與複雜的查詢（正規表示式查詢、多詞間距查詢等）

5. 比對相似文本

6. 詞頻統計（權威詞、N Gram）

7. 關聯詞共現統計

8. 資料視覺化（直方圖、網絡圖等）

在使用中央研究院數位文化中心所設置的數位人文研究平台後，發現其典籍相對而言較少，共有 123 本中醫典籍，其中選取歷代較為重要的官方典籍及大部圖書作為搜尋文本，對中醫典籍的代表性而言大略可說是足夠的，然而對於中醫典籍的全面性而言，就遠遠的不足，因此若能擴充中醫典籍的數目，相信對於資料的完整性及使用者的搜尋研究討論

---

16 中研院數位文化中心，數位人文研究平台
http://dh.ascdc.sinica.edu.tw/member/index.html（民國 107 年 8 月 10 日檢索）。

而言，應該會有更大的幫助。

　　此外，對於中醫古籍文獻最重要的就是古籍的版本，上述資料庫對古籍版本並未詳細考究並說明，因此符永馳在探討中醫古籍數位化的方法和過程中，提出古籍的選擇應更注重其內容和文獻價值,儘量選取在中醫學發展過程中具有重要影響力的經典名著、代表著作，或屬於某一疾病、某一問題的獨有文獻，或載有獨特的診治疾病和養生保健經驗，具有廣泛實用價值的古籍。版本的選擇更應注重其保存和學術價值，儘量選取珍本、善本、完本、精校本古籍，孤本或刻印較少的稀見版本以及損壞嚴重的古籍也應優先選取，以便對其進行數位化保護。[17]

　　因此可知中醫大型數位資料庫的建立，需消耗許多的人力、物力及財力，並要許多精通中醫古籍文獻的人才加入，才能完成這項龐大的工程。中醫古籍中所藏先民的用藥智慧、理法方藥、臨床醫案是取之不盡、用之不竭的，但若未能完成資料庫的建立，就只能望著寶庫而興嘆；但若能建立資料庫龐大的中醫文獻資料庫，提取各種疾病的內容，再以統計方式去分析其用藥規律，[18,19]甚至提出新的組方用藥規律[20]，如此才能將古籍中的疾病內涵及意義明確的解釋及說明，以提供中醫臨床醫師能有進一步的想法來治療病患。

17　符永馳，〈中醫古籍數字化探討〉，《中醫雜誌》，51（12）（2010），頁1128-1130。

18　張莎，〈《中華醫典·名藥》治療冠心病用藥規律研究〉，《中醫藥導報》，23（5）（2017），頁21-24。

19　王盛隆，〈基于《中華醫典》文獻挖掘的哮病組方用藥規律初步研究〉，《時珍國醫國藥》，28（3）（2017），頁761-763。

20　管義紅，〈基于數據挖掘分析《中華醫典》中治療頭暈方劑的組方用藥規律〉，《中醫藥導報》，23（5）（2017），頁25-28。

第二節 中醫文獻目錄學

　　傳統中國醫籍數量龐大即是值得注意的歷史現象。事實上，過去
的中國醫學史雖有不少研究，涉及不同領域，但最有成就的正是集中
在文獻整理等方面。嚴格來說，這是治醫書而非治歷史。而這些傑出
的學者又特別關心傳統書誌學的傳本、版本問題，我以為中國醫籍在
長期歷史中如何複製、閱讀、重授才是日後研究重點所在。

李建民[21]

　　如上節所言，我們建立了中醫文獻資料庫後，查索資料的時間被濃縮
於數秒之間，但光有數百筆的文獻資料，若不知如何分門別類的話，只會
再掉入爆炸量的資訊狂潮裏。此時若能善用目錄學方法來分析檢索結果，
便能迅速掌握該專題的文獻分布，清晰地描繪出分布的概括，這就是引用
目錄學分析文獻的優勢。[22]

　　「目」字為將多數之名物逐一條舉，「錄」字是含有一定秩序之記載，
此二字在先秦時代即各已成為習用名辭。[23]「目錄」一詞起源最早在紀元
前二十六年，漢成帝時下詔劉向、任宏、尹咸、李柱國等人校書。《漢書‧
藝文志‧總序》：「每一書已，向則條其篇目，撮其旨意，錄而奏之」。其
後劉向之子劉歆接續父業編纂了《七略》。[24]因此，劉向、劉歆父子集敘錄

---

[21]　李建民：《生命史學》（台北：三民書局股份有限公司，2008），頁 4。

[22]　楊仕哲：《消渴及病史與用藥思路探悉：先秦至金元時期》（台北，國立中
　　國醫藥研究所，2008），頁 18。

[23]　莊芳榮，〈目錄學〉，http://ap6.pccu.edu.tw/Encyclopedia/data.asp?id=9741
　　（民國 107 年 2 月 25 日檢索）。

[24]　鄭恒雄，〈從古典目錄略論當代我國目錄學之發展〉，《佛教圖書館館訊》，
　　29（2002），頁 6-14。

而成《別錄》、《七略》，為我國目錄學之創始之作，奠基之作。《漢書敘傳》云：「劉向司籍，九流以別，爰著目錄，略序洪烈，敘藝文第十」，此為「目錄」一詞見於記載之始。[25]根據《漢書・藝文志》中記載，方技略為醫經、經方、房中、神仙，業已為醫書設置了獨立部類—方技略。每類之後都附有小序。[26]其中「醫經」類主要是論述醫學理論的書籍；「經方」類包括醫學的方書、本草、內、外、婦、兒各科以及食禁在內的醫書；「房中」類和「神仙」類主要是纂錄了醫些有關迷信和個別摻雜醫藥學內容的書籍。[27]

至隋唐時期，唐・魏徵等所編《隋書・經籍志》中，亦將醫學書目列入「子部」的「醫方類」中。宋元時期，鄭樵在所撰的《通志》中，醫學書目則列入「藝文略」之中。[28]明清之後，則有清・紀昀所編《四庫全書總目》，將醫書編排在子部醫家類。[29]

上述是在一般目錄學中醫學書目的分類，對醫學書目錄的專書而言，現存最早的一部醫書目錄是明末殷仲春氏的《醫藏目錄》一卷。書中將所收錄的一書分為 20 類，稱為「20 函」，共 449 部。[30]至近代中醫目錄也有許多不同的分類方式，比較重要的一些中醫目錄書籍有《醫學讀書志》、《中國醫籍考》、《宋以前醫籍考》、《四部總錄・醫藥篇》、《中國醫學大成總目提要》、《中國醫學外文著述書目 1656-1962》、《中國分省醫籍考》、

---

25 莊芳榮，〈目錄學〉，
http://ap6.pccu.edu.tw/Encyclopedia/data.asp?id=9741（民國 107 年 2 月 25 日檢索）。

26 鄧松波，〈古代醫學文獻目錄學淵源考究〉，《內蒙古科技與經濟》，9（2017），頁 133-134。

27 薛鳳奎：《中醫文獻學》（湖南，湖南科學技術出版社，1989），頁 43。

28 薛鳳奎：《中醫文獻學》（湖南，湖南科學技術出版社，1989），頁 43。

29 薛鳳奎：《中醫文獻學》（湖南，湖南科學技術出版社，1989），頁 44。

30 馬繼興：《中醫文獻學》（上海，上海科學技術出版社，1990），頁 14。

「關格」一詞名義源流考

《三百種醫籍錄》、《中國醫籍提要（上）》、《中醫圖書聯合目錄》、《中醫圖書目錄》。[31]

　　中國中醫科學院中醫藥資訊研究所於 2014 年 1 月研製了新的《中醫古籍分類表》，《中醫古籍分類表》主表設有 22 個一級類目（類編、醫經、醫理、診斷、傷寒金匱、溫病、方書、臨證總論、內科、婦科、兒科、外科、傷科、眼科、耳鼻喉口齒科、醫案、本草、針灸、推拿按摩、其他外治、養生、綜合），68 個二級類目和 38 個三級類目，並設置類目編碼、類目注釋。根據中醫古籍文獻內容特點，除了類編外，《中醫古籍分類表》分為 6 部：1.醫經醫理部：包括醫經、醫理 2 類，主要是對《黃帝內經》《難經》的各種研究和基礎理論研究。2.診法部：包括診斷 1 類，主要是對《脈經》、歷代脈學、脈診、其他診法的研究。3.藥治部：包括傷寒金匱、溫病、方書、臨證總論、內科、婦科、兒科、外科、傷科、眼科、耳鼻喉口齒科、醫案、本草 13 類，主要是利用內服中藥治療疾病的方法。4.外治部：包括針灸、推拿按摩、其他外治 3 類，主要是通過體表刺激治療疾病的方法。5.養生部：包括養生 1 類，主要是按照治未病理論，通過飲食、氣功、廣嗣、祝由等方式治病防病的方法。6.綜合部：包括綜合 1 類，除中醫綜合性著作外，以用人文科學的理論方法撰寫的中醫著作為主，如傳記、目錄、史料、筆記、叢書、合刻合抄等類型著作。[32]

　　可見醫學目錄學的分類意在能「辨章學術、考鏡源流」，所謂「辨章」和「考鏡」都是指圖書資料的分類、著錄、解說等必須與學術史、科技史相結合，這樣，才能從圖書發展史的角度研究好每一部分，每一種學問的淵源和流派。並可由整理文獻而整理學術，發揮目錄學之學術價值。[33]因

---

[31]　薛鳳奎：《中醫文獻學》（湖南，湖南科學技術出版社，1989），頁 52-54。

[32]　劉培生，〈《中醫古籍分類表》的研製及應用〉，《中國中醫藥圖書情報雜誌》，41（2）（2017），頁 52-54。

[33]　魯欣，〈從「辨章學術，考鏡源流」看中國古典目錄學之功用〉，《江西圖書

此在浩瀚如煙的中醫文獻中，透過目錄學的分類，才能化繁為簡的掌握典籍的內容，對這些典籍進行系統及全面的分析比對及了解，以求能對中醫文獻做更仔細的考證。

第三節　中醫文獻分類研究法

今天中醫的面貌是如何形成的？眾所周知，中國醫學是現今仍保持其傳統生命的醫學，雖然經歷了兩千多年，但是《黃帝內經》仍然主導著醫學理論體系，《神農本草經》仍然主導著藥物理論，《傷寒論》仍然主導著辨證治療理論。

范家偉[34]

中醫的起源包含的許多神話、本能行為、經驗累積、理論建立等諸層次的問題。他們之間既有密不可分的關聯，又有本質的差異。[35]一般以為春秋戰國以前是「巫醫結合」時期，由此發展成一門具有自己理論體系的應用科學。[36]這段醫學形成得關鍵時期有一個明顯的特色，就是有關醫學的記載極少。醫家彼此知識授受的系譜不明；除扁鵲、淳于意、華陀、張仲景幾位名醫以外，大多數是傳說的人物。[37]

館學刊》，（1）（2008）　http://www.literature.org.cn/Article.aspx?ID=49652

[34]　范家偉：《六朝隨唐醫學之傳承與整合》（香港，中文大學出版社，2004），頁 1。

[35]　廖育群：《岐黃醫道》（台北：洪葉文化事業有限公司，1993），頁 1。

[36]　東仁達，〈「巫醫結合」的進步與反動〉，《中華醫史雜誌》，（3）（1981），頁173。

[37]　李建民：《旅行者的史學》（台北：允晨文化實業股份有限公司，

中醫有不同的理論體系發展，在每個理論體系都有其傳承性，因此中醫理論體體系的產生發展尤其需要討論。例如中醫藥的理論問題：早期的經驗醫學只提供某病用某藥，服某藥則如何的記載。這在先秦古籍《山海經》中表現的就很突出，其中記載動、植、礦物藥合計 124 種，有「食之不飢」、「食之已勞」、「食者利於人」、「食之多力」、「食之無臥」等等十分具體的記載，卻沒有「補益」、「強身」這樣抽象的概念。理論醫學不僅承接了由經驗獲得的直接認識，還將藥物一一列出功能（抽象）與主治（具體）。[38]其次，經脈體系的發展歷史頗不符合醫學其他分支乃至自然科學其他領域中，沿著經驗積累、逐步上升成爲理論、並在不斷修改否定中臻於完備的一般發展規律。這一點只要看一下經絡學說與本草學的發展對比就可清楚。[39]

本草學的發展，可以清楚地看到從經驗到理論，從簡單到複雜，從少到多的過程。至今中藥、草藥的數量仍有新增，同時歷代也在不斷的淘汰。而經脈學說的發展史卻完全不同於此，在與《神農本草經》時代基本相同的《靈樞》中，已能看到成熟的經脈學說體系。在此後的兩千年中，唯見使用與印證。可見沿用經驗累積的一般規律去解釋經脈學說的起源與形成是行不通的。[40]

此外，在方劑的發展上，我們可用《五十二病方》來做爲討論。《五十二病方》是我國現已發現的最古醫方。書首有目錄，正文每種疾病前均有標題，共計 52 題。每種疾病題下分別記載各種方劑和療法，少則一、

（2011），頁 39。

[38] 廖育群：《岐黃醫道》（台北：洪葉文化事業有限公司，1993），頁 12-14。

[39] 廖育群：《岐黃醫道》（台北：洪葉文化事業有限公司，1993），頁 14-15。

[40] 廖育群：《岐黃醫道》（台北：洪葉文化事業有限公司，1993），頁 15。

二方，多則二、三十方不等。疾病種類包括內科、外科、婦產科、兒科、五官科等，但以外科病名爲多。治療方法主要是用藥物，兼及各種外治手法。書中藥名多達 240 餘種，許多不見於現存古本草學文獻。[41]其中 197 方中用單味藥 78 方，兩味以上者 119 方，可見先秦時期以一二味藥物組成方劑爲多見。此時中藥理論剛產生，正在由單味藥應用向多味藥配伍的過渡。[42,43]

其次就是醫學知識的傳承。在古代。醫學知識的傳授，依賴醫書的流傳及醫者間的授受，直至今天師弟相傳、世業傳承，仍是傳習主要方式之一。古代醫學，祕傳性質甚重，非其人不傳，才德兼備及具天分的子弟才獲傳授。[44]先秦的醫學知識主要是保留在官府。《漢志·方技略》說得很清楚，「方技者，皆生生之具，王官之一守也。」當時官府的醫學活動，在《左傳》、《周禮》等書略有反映[45]。其中，《周禮》疾醫有治療不愈而死亡的紀錄性檔案[46]。但醫學典籍大致是戰國以下民間私學的產物。具體表現於長桑君、扁鵲與淳于意師徒的知識傳授過程。這個時期最值得注意的概

---

[41]　廖育群：《岐黃醫道》（台北：洪葉文化事業有限公司，1993），頁 20。

[42]　周德生：《五十二病方釋義》（山西：山西科學技術出版社，2013），導讀頁 3。

[43]　關於《山海經》與《神農本草經》、《黃帝內經》、《五十二病方》的比較可參見：于博雅，〈《山海經》中醫藥學知識的內容與傳播〉，《中醫文獻雜誌》，（6）（2017），頁 1-5；陳紅梅，〈《五十二病方》成書年代討論的焦點與啓示〉，《成都中醫藥大學學報》，37（4）（2014），頁 110-112。周一謀：《馬王堆醫書考注》（天津：天津科學技術出版社，1988），前言頁 1-4。

[44]　李建民：〈中國古代「禁方」考論〉，《中央研究院歷史語言研究所集刊》，第 68 本第 1 分（1997），頁 117-166。馬伯英：《中國醫學文化史》（上海：上海人民出版社，1994），頁 256-260。

[45]　李建民：《死生之域——周秦漢脈學之源流》（台北：中央研究院歷史語言研究所，2000），頁 120-139。

[46]　《周禮·疾醫》：「凡民之有疾病者，分而治之，死終，則各書其所以，而入于醫師。」

念是「禁方」或「禁方書」。[47]醫學文獻在這種氛圍之下，與其相關的「經驗」、「師資」的實質內容是迥異於後世的。[48]范行準指出公元第三世紀末葉至第六世紀這三百年中，醫學逐步集中到少數醫家手中，有的加以壟斷、世襲，到了南北朝時代，醫學知識被門閥的醫家與山林的醫家所佔有。[49]

最後就是中醫典籍的流通。中國醫學史上，醫經曾有幾次關鍵性的整理時期，第一次是西漢，將醫學相關典籍分為醫經、經方、房中、神仙四大類。大部分的書籍日後都散佚，除了今人所述的《黃帝內經》是唯一例外。但這些書除了官方目錄紀錄外，從不見任何人引述，也未見於其他書籍徵引。如果從祕密的授書作風來考慮，上述的書籍流傳過程無法詳考，應該是可以理解的。[50]

「江南諸師祕仲景要方不傳」，是唐代醫家孫思邈在撰寫《千金要方》時，為見不到仲景《傷寒論》而嘆惋的一句牢騷話，也是他晚年尋求仲景要方，再編入《千金翼方》卷九、卷十的唐本《傷寒論》的動力。[51]

由上述可見，本草、方劑、醫經、傷寒學說典籍的傳承及流通至少在宋代以前，並不是如想像中的容易，即使經宋代官修醫書後，北宋末年逢靖康之禍，金人將宋王室多年累積之圖籍、書版擄掠一空，後雖再行刊印，然工錢成本都較高，也還是有許多人買不起。[52]

---

[47] 李建民：《生命史學》，（台北：三民書局股份有限公司，2008），頁5。

[48] 李建民：《旅行者的史學》，（台北：允晨文化實業股份有限公司，2011），頁39。

[49] 范行準：《中國醫學史略》，頁62。

[50] 李建民：《旅行者的史學》，（台北：允晨文化實業股份有限公司，2011），頁70-71。

[51] 吳忠文，〈論「江南諸師秘仲景要方不傳」盡在《金匱玉函經》之中〉，《中醫藥導報》，15（7）（2009），頁3-5。

[52] 陳名婷：《宋代官修醫書考》（臺中：中國醫藥學院中國醫學研究所碩士論文，2011），頁126-127。

由此可見在宋代以前各種不同理論體系的內容要相互流通及發展實有不易之處，因此先將各理論體系（醫經、本草、方書、傷寒、綜合醫書）的典籍分類，針對各理論體系的內容分析討論，再旁徵其他理論體系的內容，可以更清楚瞭解醫學理論的源流、傳承與發展，也是醫學目錄學的分類意在能「辨章學術、考鏡源流」的最好方式，這就是作者所述之「中醫文獻分類研究法」。

此外，通過「中醫文獻分類研究法」探討中醫名詞，能夠更瞭解文獻之間的相關性，對於書籍及作者的年代考證，也有一定的幫助。這在本書的研究結果當中都能明確地見到。

第四節　中醫病名的重要性

　　　　醫學史中爭論不休的主題之一就是我們到底能夠在什麼程度上運用現代醫學（或任何歷史時期的「當代」醫學）的診斷標準來判斷過去人所描述的疾病是些什麼病。給早已死去的人做診斷─常用的說法叫作回溯診斷─其實總會引發爭議。不僅醫學史家，而且一般的醫生、甚至於一般公眾，都對這類問題有著持久的興趣。

約翰・伯納姆[53]

研究疾病史首先遇到的難題就是對古病證名內涵的準確掌握，由於歷史不斷進步，古病名也不斷泛化與異化，新病名又不斷出現，因而經常

53　約翰：伯納姆著，顏宜葳譯：《什麼是醫學史》（北京：北京大學出版社，2010），頁 74-75。

有同名異病、同病異名、理解不同而產生歧義的狀況。[54] 醫家程門雪說：「中醫最難整理者莫如病名，一病數名，一名數稱，初學之士，莫不蹙額疾首者幾希!皆因著書漫不措意，隨意定名.若循名以求病，必多錯誤.欲求其弊，惟有以病求名，以證定法，最爲適當」。[55]

傳統的中醫病名大都是在科學很不發達，現代醫學尚未介入的古代創取的，但迄今許多病名仍爲廣大醫家所採用，這本身即表明它的科學性與實用性。[56]

從最早的歷史記載可知，上古時代的人們已經能辨別病痛的不同模式，並把它們分類爲各種疾病實體，以利於認識和行動，儘管歷史學家對於這些古文獻的釋文意見仍不一致。[57]中醫學對疾病本質的認識，最早是確定病種並賦予病名。遠在商周時期的甲骨文中， 就有以部位命病名的描述， 如疾首、疾目、疾腹、齲等。《周禮·天官·疾醫》指出: 「四時皆有癘疾：春有痟首疾，夏有癢疥疾，秋有瘧寒疾，冬有咳上氣疾。」《山海經》記載，有瘦、瘤、痹、痔、疥、癉、瘧等 38 種疾病名。《五十二病方》中載有馬不癇、羊不癇、癲疾、蠱、骨疽等 52 種疾病名。[58]

這些病名都是古代醫家在長期的與反複的臨床實踐中集體創造出來的，是經過長期、反復應用並不斷修訂而確定下來的。中醫的許多病名，我們一望便知其病因、病機、病位、證候特點以及相應的理法方藥等有關知識， 如濕溫、暑溫、肺癰、肺癆、鬱證、臟躁、厥證、消渴、虛勞、

54　靳士英：〈疾病史研究 60 年〉，《中華醫史雜誌》26.3（1996），頁 154。

55　程門雪：《金匱篇解》（北京：人民衛生出版社，1986），頁 16。

56　喬富渠：〈重視中醫病名的繼承與創新〉，《中國中醫基礎醫學雜志》（1998），09，頁 11-3。

57　約翰：伯納姆著，顏宜葳譯：《什麼是醫學史》，頁 62。

58　朱文鋒、賀澤龍：〈論堅持中醫病名診斷的必要性〉，《遼寧中醫雜志》（2000），02，頁 50-2。

痿證、痹證、癥瘕、狐惑、崩漏、陰挺、疳證、胬肉攀睛。

　　中醫病名是中醫在診斷中非常重要的部分，但許多病名在經歷各朝代的變化，以及各醫家的各自闡述，使其內涵意義也有不同的表現。

　　如《山海經》中記載的疾病名稱及其病症，在《五十二病方》和《黃帝內經素問》既有繼承延續，又有變化發展，反映了傳統醫學在形成過程中對疾病名稱、概念、病因、病症及療法的繼承、創新和揚棄。如《山海經》中的 57 個病症名稱，與《黃帝內經》病症名稱相同的有 37 個。與《五十二病方》中的病症名稱相同的有 12 個（《五十二病方》中有的用通借字）。另外，在《神農本草經》中記載百病之本 39 種，其中癭、瘕、癲癇、聾、癰腫、痔、瘿、蠱共 8 種疾病見於《山海經》的記載。有些詞語，在後世醫書中仍有出現，但其詞意出現了明顯的擴充或更改。[59]

　　因此中醫雖有大量病名，但目前中醫病名尤其是內科病名存在著不容忽視的一些問題。首先表現在概念的混淆，如宋·張杲在《醫說·疾症》所謂「古之論疾，多取象比類，使人易曉，以臟腑稀散為鴨溏或為溏（野鴨謂之）謂其生於水中屎常稀散故也；以過夜目昏不見物為雀目，雀遇昏晚目不見物故也；以腎氣奔沖為奔豚，為能奔逸而不能遠也；以時氣聲嗄咽乾欲睡復不安眠為狐惑，以狐多疑惑也；以大便艱難為野雞痔，謂欲便而復止故也」。[60]或稱病為證，常將鬱、喘、哮、痹、痿等實際病名後綴以證；或證反作為病，視中寒、冒寒、傷風、冒風等證名為病名，從而導致病證不分；或以症代病，把本來只是症狀的咳嗽、胃痛、眩暈、嘔吐、頭痛等主症作為病名進行診斷。

　　其次是名實不符，宋·張杲在《醫說·病名不同》所述「凡古今病名

59　于博雅，〈《山海經》中醫藥學知識的內容與傳播〉，《中醫文獻雜誌》，(6)（2017），頁 1-5。
60　〔宋〕張杲：《醫說》（文淵閣四庫全書電子版，上海人民出版社，2005），卷 8，頁 361。

率多不同，緩急尋檢，常致疑阻，若不判別何以示眾。且如世人呼陰毒傷寒最爲劇病實陰易之候命一疾而涉三病以此爲治豈不甚遠，而殊不知陰毒少陰陰易自是三候爲治全別古有方症，其說甚明，今乃混淆害人最急；又如腸風臟毒、咳逆慢驚，遍稽方論無此名稱，深窮其狀，腸風乃腸痔下血，臟毒乃痢之蠱毒，咳逆者噦逆之名，慢驚者陰癇之病。若不知古知今，何以爲人司命。加以古人經方言多雅奧，以痢爲滯下、以蹷爲腳氣、以淋爲癃、以實爲祕、以天行爲傷寒、以白虎爲歷節、以膈氣爲膏肓、以喘嗽爲咳逆、以強直爲瘁、以不語爲暗、以緩縱爲痱、以怔忪爲悸、以痰爲飲、以黃爲癉，諸如此類可不討論。而況病有數候相類二病同名者哉，宜其視傷寒中風熱病溫疫通曰傷寒，膚脹鼓脹腸覃石瘕率爲水氣，療中風專用乎痰藥，指帶下或以爲勞疾伏梁不辯乎風根中風不分乎時疾，此今天下醫者之公患也，是以別白而言之」。[61]因此或一病多名，如痢疾還有腸癖、滯下、大瘕泄等不同稱謂；或多病一名，如痰飲就統括痰飲、懸飲、溢飲、支飲等不同病種。三是病名的定義欠確切，所指內涵、外延不夠清楚，如腳氣本爲軟腳病，但亦有指腳痛、腳痹者。四是歸類矛盾，一度將「溫病」、「暑病」等實際爲病類概念的名稱當作具體病名看待。[62]

　　正如范家偉在《大醫精誠》中說到：「在唐代醫書中。記載了各式各樣的疾病，如何解讀他們？而且古醫書內容又能否爲現代醫學知識所理解，似乎仍然是一大問題。就算同一名稱的疾病，在同一書中也可能有不同的描述。因此，如何理解醫書中對疾病的記述，是非常複雜的問題。」[63]

---

[61]　〔宋〕張杲：《醫說》（文淵閣四庫全書電子版，上海人民出版社，2005），卷8，頁359-360。

[62]　朱文鋒、賀澤龍，〈論堅持中醫病名診斷的必要性〉，《遼寧中醫雜誌》，27（2）（2000），頁50-52。

[63]　范家偉：《大醫精誠》（台北：東大圖書股份有限公司，2007），頁11。

辨證論治及整體觀是中醫對疾病認識及治療與西醫不同的一種基本原則。但中醫對某些疾病的病名，概念模糊不清，定義不明。以東漢‧許慎《說文解字》訓「疥」之本義爲搔，《廣韻》釋其義微瘡疥，劉熙‧《釋名》釋其名義爲齘也。癢搔之齒纇齘也。各書之說均異。因此，文史學家隨文注釋，但缺乏中醫相關知識，至後世引用時未能詳解其意，而隨各家發揮。明清時期西方醫學隨傳教士進入中國後，中醫醫學出現新的學術爭論，形成不同的學術觀點與流派。而中西匯通後，中醫的病名也隨著西方醫學的內容而有所不同，張錫純在研究中西匯通十餘年後，就曾領悟到「中醫之理多包括西醫之理，特古籍言語含混，有代後人闡發耳」。這也將從原本整體觀的中醫術語，逐漸轉變成作爲一種症狀的用語。這種轉變對中醫傳統術語的解釋與應用雖然有新的見解，但也常常失去這些名詞原有的內涵。正如清末吳瑞甫所言：「祖國醫學疏于臟腑形體解剖，而長於臟象氣化功能；西醫注重局部形質之解剖，而忽略于人身整體之觀念，均有不足之處」。[64]

因此如何瞭解中醫專有名詞的涵義及各醫家如何闡釋，進而與西方醫學的疾病連結，並在中醫理法方藥的理論體系下，來達到疾病最好的療效，是本研究的最主要目的。這將有助於現代研究典籍文獻思想論點原意、考證及突破，開創醫史文獻研究的新領域，解決文獻古籍深究源起與傳承的大難題。

---

[64] 惠毅、奚娜、謝正幸、孫守才：〈淺談吳瑞甫在溫病中西匯通方面的貢獻〉，《光明中醫雜志》，21（11）（2006），頁 48-50。

第三章 「關格」一詞的起源與研究進展

　　中醫典籍中「關格」一詞長期被使用，但目前可找到的各種書籍及期刊中，對「關格」內容的闡述均僅止於提出歷代幾種較爲重要的典籍文獻之內文，多數學者的論述均遵《黃帝內經》及《傷寒論》而將「關格」歸納爲脈象及病證兩種說法，雖亦有提出歷代較重要的幾種醫家論述者，但大多未全面以古代醫學文獻層面來討論其內涵的演變，因此對「關格」一詞的涵義僅限於搜章摘句，並無新的發揮。

　　因此本書藉由「中醫文獻分類研究法」分類及交叉比對其內容，試圖探討「關格」一詞概念發生演變的過程和對後世使用關格一詞的影響。期待能透過這些史料，闡明中醫學上對關格的認知，對臨床醫療的使用上有更大的幫助。

第一節 「關格」的文字釋義

一、「關」的文字釋義

《說文解字・卷十二・門部・關》[65]：以木橫持門戶也。从門䜌聲。古還切。

《說文解字注》[66]：（關）以木橫持門戶也。通俗文作㯓。引申之、周禮注曰關、畍上之門。又引申之、凡曰關閉、曰機關、曰關白、曰關藏皆是。凡立乎此而交彼曰關。毛詩傳曰。關關、和聲也。又曰。閒關、設聲貌。皆於音得義者也。从門。䜌聲。古還切。十四部。

---

[65] 漢典資料庫：取自：http://www.zdic.net/z/27/zy/95DC.htm（民國 107 年 2 月 26 日檢索）

[66] 漢典資料庫：取自：http://www.zdic.net/z/27/sw/95DC.htm（民國 107 年 2 月 26 日檢索）

關

《康熙字典‧戌集上‧門部‧關》[67]康熙筆畫：19，部外筆畫：11。

《唐韻》古還切《集韻》《韻會》《正韻》姑還切，<u>𦇚</u>音瘝。

《說文》以木橫持門戶也。

《韻會》要會也。又《玉篇》扃也。

《正韻》塞門也，門牡也。又關津。

《周禮‧地官‧司關》司關掌國貨之節。以聯門市。【註】界上之門也。

《禮‧王制》關譏而不征。

《易‧復卦》先王以至日閉關。又墓門也。

《周禮‧春官‧巾車》及墓，嘑啓關陳車。【註】關，墓門也。又《集韻》通也。

《書‧五子之歌》關石和鈞。【疏】關通衡石之用，使之和平。

《易‧同人註》雖是同人卦下之辭，不關六二之義。又《韻會》關，所以閉也。

《楚辭‧招魂》虎豹九關。【註】使神虎豹，執其關閉。又《正字通》關策，猶關說也。

《史記‧梁孝王世家》有所關說于景帝。又【博雅】驛也。又塞也。又《正韻》戾機也。又聯絡也。又涉也。

《後漢‧張升傳》升少好學，多關覽。【註】關，涉也。又由也。

---

67 漢典資料庫：取自：http://www.zdic.net/z/27/kx/95DC.htm（民國107年2月26日檢索）

「關格」一詞名義源流考

《前漢·董仲舒傳》太學者，賢士之所關也。【註】關，由也。又穿也。

《禮·雜記》叔孫武叔朝見，輪人以其杖，關轂而輠輪者。【疏】關，穿也。又三關。

《淮南子·主術訓》三關者，不可不慎守，謂耳目口不當妄視聽言也。又關藏。

《荀悅·申鑒》善養性者得其和，鄰臍三寸謂之關。關藏呼吸，以受四氣也。又關脈。

《史記·倉公傳》少陽初關一分。【註】脈經云：從魚際至高骨，卻行一寸，其中名曰寸口。其骨自高從寸至尺，名曰尺，澤后尺前名曰關。陽出陰入，以關爲界。又關孔。

《周禮·冬官·車人·五分其長以其一爲之首註》首六寸，謂今剛關頭斧。【疏】漢時斧近刃，皆以剛鐵爲之。又以柄關孔。又《史記·封禪書》因巫爲主人，關飲食。○按關即索字意。又《韻會》閒關，崎嶇屈轉貌。

《後漢·荀彧傳》荀君乃越河冀閒關，以從曹武。又《正韻》關白也。

《前漢·王襃傳》進退得關其忠。又《正字通》閒關，車轐聲。

《詩·小雅》閒關，車之轐兮。

《傳》閒關，設轐也。又《正字通》關關，鳥鳴聲。

《詩·周南》關關雎鳩。

《傳》關關，和聲也。又斧名。

《後漢·馬融傳》揚關斧。【註】關斧，斧名也。又地名。

《史記·項羽紀》行略定秦地函谷關。

《前漢·高帝紀》先入定關中者王之。【註】自函谷關以西總名關中。又《集韻》亦姓。又《集韻》烏關切《正韻》烏還切，夶音彎。

《集韻》持弓關矢也。

《左傳・昭二十一年》將注豹則關矣。【註】關，引弓。

《釋文》烏環反。

《孟子》越人關弓而射之。又《韻補》圭懸切，音涓。

《劉歆・遂初賦》馳大行之嚴防，入天井之喬關。望庭燧之皦皦，飛旌旐之翩翩。

《盧諶・懷古詩》藺生在下位，繆子稱其賢。奉辭馳出境，伏軾徑入關。

考證：《周禮・春官・巾車》及墓，嘑啓關東車。謹照原文東車改陳車。

二、「格」的文字釋義

《說文解字・卷六・木部・格》[68]：木長貌。从木各聲。古百切。

68　漢典資料庫：取自：http://www.zdic.net/z/1b/sw/683C.htm（民國107年2月26日檢索）

《說文解字注‧格》[69]：木長貌。以木長別於上文長木者。長木言木之美。木長言長之美也。木長貌者，格之本義。引伸之長必有所至。故釋詁曰。格，至也。抑詩傳亦曰。格，至也。凡尚書格于上下，格于藝祖，格于皇天，格于上帝是也。此接於彼曰至。彼接于此則曰來。鄭注大學曰：格，來也。凡尚書格爾眾庶，格汝眾是也。至則有摩扢之義焉。如云格君心之非是也。或借假爲之。如雲漢傳曰假至也，尚書格字今文尚書皆作假是也。有借格爲庋閣字者。亦有借格爲扦垎字者。從木。各聲。古百切。古音在五部。

格

《康熙字典‧辰集中‧木字部‧格》[70] 康熙筆畫：10，部外筆畫：6。

《唐韻》古柏切《集韻》《韻會》《正韻》各額切，𠀤音隔。

《說文》木長貌。

《徐曰》樹高長枝爲格。又至也。

《書‧堯典》格于上下。又來也。

《書‧舜典》帝曰：格汝舜。又感通。

《書‧說命》格于皇天。又變革也。

《書‧益稷謨》格則承之庸之。又格，窮究也。窮之而得亦曰格。

《大學》致知在格物。又物格而後知至。又法式。

---

[69] 漢典資料庫：取自：http://www.zdic.net/z/1b/sw/683C.htm（民國 107 年 2 月 26 日檢索）

[70] 漢典資料庫：取自：http://www.zdic.net/z/1b/kx/683C.htm（民國 107 年 2 月 26 日檢索）

《禮·緇衣》言有物而行有格也。又正也。

《書·冏命》繩愆糾謬，格其非心。又登也。

《書·呂刑》皆聽朕言，庶有格命。【疏】格命，謂登壽考者。又牴牾曰格。

《周語》穀洛鬥。韋昭云：二水格。又頑梗不服也。

《荀子·議兵篇》服者不禽，格者不赦。又毅也。

《詩·魯頌》在泮獻馘。

【鄭箋】馘謂所格者之左耳。又舉持物也。

《爾雅·釋訓》格格，舉也。又庋格也。凡書架、肉架皆曰格。

《周禮·牛人註》挂肉格。又敵也。

《史記·張儀傳》驅群羊攻猛虎，不格明矣。又《爾雅·釋天》太歲在寅曰攝提格。又《爾雅·釋詁》格，陞也。

《方言》齊、魯曰隝，梁、益曰格。又標準也。

《後漢·博奕傳》朝廷重其方格。又格例。

《唐書·裴光庭傳》吏部求人不以資考為限，所獎拔惟其才，光庭懲之，乃為循資格。又《廣韻》度也，量也。又姓。

《統譜》漢格班。又《唐韻》古落切《集韻》《韻會》《正韻》葛鶴切，夶音各。樹枝也。又廢格，阻格也。

《前漢·梁孝王傳》袁盎有所關說，大后議格。又格五，角戲也。

《前漢·吾丘壽王傳》以善格五召待詔。又杙也。亦以杙格獸也。

《莊子·胠篋篇》削格羅落罝罘之知多，則獸亂于澤。

《左思·吳都賦》峭格周施。又扞格，不相入也。

《禮·學記》發然後禁，則扞格而不勝。

【註】格，胡客反。又《集韻》《韻會》歷各切，音洛。籬落也。

《前漢·鼂錯傳》謂之虎落。

《揚雄・羽獵賦》謂之虎路。通作格。又《類篇》曷各切，音鶴。格澤，妖星也。見《史記・天官書》。

考證：〔《書・冏命》繩愆糾繆。〕謹照原文冏改冏。繆改謬。

第二節 「關格」一詞的研究現況──期刊、論文的檢索查詢

使用「CNKI中國知網」資料庫，用「關格」查篇名，以「精確」名詞搜尋，期刊年期不限，搜尋設定畫面如圖三－1。（民國107年2月26日檢索）。

圖 三─1 CNKI 中國知網的查詢畫面

在「CNKI 中國知網」中總共檢索到 110 篇（106 年 2 月 26 日檢索查詢）含「關格」篇名的期刊，CNKI 中國知網的「關格」期刊檢索結果如表三－1。搜尋的期刊中，有 55 篇有全文可下載（有全文的期刊在序號及篇名以粗體表示）。

表 三－1 CNKI 中國知網的「關格」期刊檢索結果

序號	作者	篇名	刊名,年,（期）
[1]	陳謙峰，謝斌，	**關格的源流及病機探微**	光明中醫,2018,（1）
[2]	陳怡瑾，馮蕙裳，張晨，林瑾如，薑曉媛，黃斌，	《醫門法律》之論關格	中國中醫藥現代遠程教育,2017,（2）
[3]	韓麗萍，玄昌波，秦英，呂仁和，	呂仁和教授辨治慢關格經驗總結	天津中醫藥,2017,（3）
[4]	林苗，任中傑，李琳，夏宏生，陳曄	肺超聲彗星尾征對關格病血液透析患者心功能的評估價值	中國現代醫生,2017,（24）
[5]	張穎，母淑娟，謝相智，陳君	中醫療法治療關格的經驗總結	實用心腦肺血管病雜志,2017,（S1）
[6]	劉艷華，竇莉莉，崔成姬，王宏安，王銀萍，張守琳	**關格中醫臨床診療指南眞實世界應用效果評價及相關思考**	中國中醫藥現代遠程教育,2016,（13）
[7]	李文志，李嚴	**淺談「關格」病的中醫診斷與中藥治則**	中國實用醫藥,2015,（17）
[8]	馮蕙裳，陳怡瑾，薑曉媛，張晨，林瑾如，黃斌	**喻嘉言治療關格思想探究**	四川中醫,2015,（8）
[9]	趙繼華	**關格的辨證論治**	開卷有益——求醫問藥,2015,（1）

「關格」一詞名義源流考

序號	作者	篇名	刊名,年,（期）
[10]	朱鵬舉	《黃帝內經》「關格」名義源流考略	環球中醫藥,2013,（4）
[11]	王佳麗,武士鋒,楊洪濤	關格病源流及其病機治法的文獻研究	江蘇中醫藥,2013,（9）
[12]	迪麗努爾·吐爾洪,舒占鈞	運用腎衰方治療關格的經驗	時珍國醫國藥,2012,（10）
[13]	王冠英,王德友,王爽,鐘玉傑,侯冠森	關格片對腺嘌呤所致慢性腎功能不全大鼠腎功能的影響	中國老年學雜志,2011,（4）
[14]	魏秀德,王德友,王爽,鐘玉傑,侯冠森	關格片對阿黴素所致腎功能不全大鼠腎功能的影響	遼寧中醫雜志,2011,（4）
[15]	趙艷,孫曉光,彭建中	汪逢春治關格醫案二則賞析	山西中醫學院學報,2011,（4）
[16]	張童燕,	「關格」醫案梳理	吉林中醫藥,2010,（4）
[17]	孫佳石,董金香,邱智東	關格片中鹽酸小檗城的含量測定	長春中醫藥大學學報,2009,（2）
[18]	鄧小英	關格探微	新中醫,2008,（4）
[19]	哈孝賢,哈小博	關格芻議及治驗1則	上海中醫藥雜志,2008,（4）
[20]	蔣木林	關格1例治驗	中國社區醫師,2008,（18）
[21]	喬文彪,張景明	關格古今內涵解讀	遼寧中醫雜志,2007,（10）
[22]	張梅友	關格散治療流行性出血熱腎功能衰竭65例	中國中醫急癥,2006,（4）
[23]	潘明政	糖尿病腎病與消渴病兼證「水腫」、「關格」及其中醫治療	中國臨床醫生,2006,（6）

序號	作者	篇名	刊名,年,（期）
[24]	楊玉琪，趙遠，王曙光	關格通顆粒對大鼠的長期毒性試驗	雲南中醫中藥雜志,2006,（5）
[25]	譚永東	喻嘉言治療關格病思想探析	江西中醫藥,2005,（5）
[26]	張建偉	對關格病「治主當緩、治客當急」的理解	江蘇中醫藥,2005,（8）
[27]	馬志茹，武鳳華，	淺談關格	中國煤炭工業醫學雜志,2005,（12）
[28]	張笑平	慢性腎功能衰竭從關格論治擷要	中國臨床醫生,2004,（2）
[29]	張笑平	慢性腎功能衰竭從關格論治經驗簡析	中醫藥學刊,2004,（8）
[30]	孫勝利	汗吐下三法在關格中的應用	四川中醫,2002,（11）
[31]	周雲南	關格方爲主中西醫結合治療慢性腎衰40例療效觀察	湖南中醫藥導報,2001,（5）
[32]	範建軍	中藥緩解慢性心衰出現關格1例	山西中醫,2001,（4）
[33]	胡占盈	關格證治驗1例	現代中西醫結合雜志,2001,（22）
[34]	侯冠森	治療關格病的三期四因八證八法八方	甘肅中醫,2000,（3）
[35]	張煜，王志萍	慢性腎功能衰竭與關格	河南中醫,2000,（1）
[36]	侯冠森	關格病的三期四因及八證八法八方	浙江中醫學院學報,1998,（6）
[37]	侯冠森	關格病的三期四因八證八法和八方探討	天津中醫,1998,（6）

序號	作者	篇名	刊名,年,（期）
[38]	王慶俠	通腑逐瘀,豁痰開竅法治療關格析理	天津中醫學院學報,1998,（2）
[39]	侯冠森	治療關格病的三期四因八證八法和八方	新疆中醫藥,1999,（2）
[40]	李曉光，雲剛	關格認識之管見	內蒙古中醫藥,1996,(S1)
[41]	趙然，楊錦竹，楊曉虹，謝東暉	關格丸中無機元素含量測定及分析	白求恩醫科大學學報,1997,（4）
[42]	雲剛	關格管見	山東中醫雜志,1997,（6）
[43]	嚴明璽	關格證治療我見	陝西中醫,1997,（2）
[44]	王永君，冷殿生	關格重癥一例治驗	黑龍江中醫藥,1997,（2）
[45]	陳國女	中藥灌注治療關格病 34 例	中國農村醫學,1997,（1）
[46]	蓋俊傑，劉占國，劉麗榮	關格驗案一則	中醫藥信息,1997,（6）
[47]	姚長蕙	關格病後期治療初探	上海中醫藥雜志,1994,（11）
[48]	魏仲南，廖錦芳	肖熙教授治療關格經驗	福建中醫學院學報,1994,（2）
[49]		推蕩積滯治關格	醫學文選,1994,（6）
[50]	淩湘力	「關格」涵義之沿革及「關格病」	湖南中醫雜志,1987,（1）
[51]	趙家駒	論關格	現代中西醫結合雜志,1994,（4）
[52]	郭全仔	關格治驗	新中醫,1995,(S1)
[53]	餘韻星	關格證治心得	浙江中醫雜志,1995,（6）
[54]	梁邕平	「關格」之我見	廣西中醫藥,1995,（6）
[55]	陳犁，蘇克勇	關格治驗 1 例	山西中醫,1995,（5）
[56]	高清平	「關格」證治一得	四川中醫,1990,（10）

序號	作者	篇名	刊名,年,（期）
[57]	江正欽	木香檳榔丸治癒關格 1 例	江西中醫藥,1990,（1）
[58]	馬月華	「關格」之我見	江蘇中醫,1991,（11）
[59]	戰淑坤,關英	中西醫結合治療關格	黑龍江中醫藥,1991,（4）
[60]	龍瓦林	小兒關格治驗	四川中醫,1992,（4）
[61]	向愛蓮	關格治驗	湖南中醫雜志,1992,（3）
[62]	夏慶香	淺談關格患者的心理施護	職業與健康,1992,（3）
[63]	茹卿	釋「格陽」、「關陰」、「關格」——兼與《中醫大辭典·基礎理論分冊》商榷	中醫藥文化,1993,（1）
[64]	黎春香	關格病人的辨證施護	安徽中醫學院學報,1993,（S1）
[65]	徐力，丁惠玲	費伯雄論關格	甘肅中醫學院學報,1993,（3）
[66]	陽士琦	活血化瘀治關格	陝西中醫,1993,（4）
[67]	胡端英	術後腸梗阻（關格）救治二則	新中醫,1993,（3）
[68]	曹式麗,柴彭年	關格證臨床辨析	天津中醫,1993,（5）
[69]	高福才，李其林	鮮蘿蔔汁青皮煎劑治癒關格 17 例	甘肅中醫,1993,（4）
[70]	余若江	關格癥一例治驗	四川中醫,1985,（3）
[71]	王瑜華	關格治驗舉隅	陝西中醫,1986,（12）
[72]	陳國華	關格辨治	四川中醫,1986,（2）
[73]	董階平,白善值	關格治驗	山東中醫雜志,1986,（2）
[74]	陳嵐	溫降苦泄治關格	鐵道醫學,1986,（3）
[75]	劉憲章	「關格」小議	中醫函授通訊,1986,（4）
[76]	時振聲,房定亞,聶莉芳	關格危急證驗案三則	江蘇中醫雜志,1986,（9）

序號	作者	篇名	刊名,年,（期）
[77]	張明亞	關格治驗一則	吉林中醫藥,1986,（4）
[78]	陳仲池，李新宇，陳志明	關格證治一例	四川中醫,1987,（4）
[79]	白玉全	關格證治	四川中醫,1987,（10）
[80]	張梅友	用甘遂治療關格之體會	湖南中醫雜志,1987,（5）
[81]	那紅生	關格病的辨證施治	中醫函授通訊,1987,（2）
[82]	承伯鋼	中藥保留灌腸治療關格	江西中醫藥,1987,（2）
[83]	宋改鶯	「關格」一例治驗	新疆中醫藥,1987,（2）
[84]	張靜榮，楊小平	關格證治驗三則	河南中醫,1988,（3）
[85]	沈昌盛	黃疸並發關格治驗	湖北中醫雜志,1988,（4）
[86]	侯果聖	辨證治療關格病 35 例	河南中醫,1989,（5）
[87]	王新昌	運用經方治療「關格」臨床體會	國醫論壇,1989,（5）
[88]	崔書太，馬丙志	六和湯治關格驗案	新中醫,1989,（11）
[89]	俞宜年	治「關格」重在調和肝胃	四川中醫,1989,（7）
[90]	黃本才	關格治驗一則	廣西中醫藥,1989,（6）
[91]	曹恩澤	關格治案 1 例	實用中醫內科雜志,1989,（3）
[92]	夏遠錄	通腑降逆法治療關格證 37 例臨床報道	湖南中醫雜志,1989,（3）
[93]	方宗疇	關格針刺治驗	江蘇中醫,1989,（5）
[94]	顧建雲	「關格」證治 2 則	雲南中醫學院學報,1989,（4）
[95]	鄧洪	關格的辨證施護體會	江西中醫藥,1989,（3）
[96]	高曉山	「關格」名義商榷	江西中醫藥,1960,（11）
[97]	高曉山	「關格」名義商榷	江西中醫藥,1960,（11）
[98]		關格癥驗案報導	江蘇中醫,1961,（1）

序號	作者	篇名	刊名,年,（期）
[99]	劉赤選	關格	新中醫,1975,（6）
[100]	楊澤君	關格與隔塞——中醫基礎理論探討	貴陽中醫學院學報,1980,（4）
[101]	鄭孫謀，劉懿	關格	福建中醫藥,1981,（6）
[102]	孫福祥	關格治驗	吉林中醫藥,1981,（1）
[103]	張天，張伯臾	《實用中醫內科學》樣稿選載:關格	上海中醫藥雜志,1982,（1）
[104]	張天，張伯臾	關格（續）	上海中醫藥雜志,1982,（2）
[105]	何景偉，黃序賢，王金貴，沈德康	中藥「通結酊」治療關格 172 例	上海中醫藥雜志,1983,（4）
[106]	李文炯	「疫疹」並發「關格」治驗	成都中醫學院學報,1983,（3）
[107]	李栩堂	通下法治療中風、關格和頓咳驚厥	江西中醫藥,1984,（6）
[108]	顧兆農	提壺揭蓋法治療風水、關格	中醫藥研究雜志,1984,（1）
[109]		2013 年第 3 期「王友闖天關」《格列佛遊小人國》	數學大王（3-6 年級適用）,2013,（5）
[110]	陶大剛	老年人須防「關格」	保健醫苑,2006,（7）

　　為了解期刊的內容性質與分類，先以「CNKI 中國知網」內建的「文獻分類導航」做一般分類，有全文可下載的 55 篇期刊中，有 54 篇有「文獻分類導航」之分類，「文獻分類導航」分類的畫面如圖 3.2；而「文獻分類導航」的分析結果如表三—2。

　　「文獻分類導航」中第 3、4、14、23 篇期刊有兩項「文獻分類導航」

之分類方式，因此以括號（）表示有重複分類的期刊。

【文獻分類導航】 說明：從導航的最底層可以看到與本文研究領域相同的文獻，從上層導航可以瀏覽更多相關領域的文獻。
　醫藥、衛生
　　↳ 中國醫學
　　　↳ 中醫內科
　　　　↳ 臟腑病證
　　　　　↳ 腎、膀胱系病證

圖 三—2〈關格病源流及其病機治法的文獻研究〉的文獻分類導航畫面

　　此外，檢視有可下載全文的期刊後，發現大多處的期刊均認為「關格」與「慢性腎臟病」或「慢性腎衰竭」有關，但有趣的是亦有幾篇期刊認為「關格」與「腸梗阻」[71,72,73,74]有關，另外有一篇則與「幽門梗阻」[75]有關。

　　症狀上則見以「嘔吐，二便不通」，或單見「嘔吐，大便不通」或「嘔吐，小便不通」為主要症狀。

---

[71] 胡占盈：〈關格證治驗 1 例〉，《現代中西醫結合雜誌》 10.22（2001），頁 2184-2185。

[72] 蓋俊杰,劉占國,劉麗榮：〈關格驗案一則〉，《中醫藥信息》6（1997），頁 35。

[73] 陳國女：〈中藥灌注治療關格病 34 例〉，《中國農村醫學》25.1（1997），頁 58。

[74] 陳犁，蘇克勇：〈關格治驗 1 例〉，《山西中醫》11.5（1995），頁 28-29。

[75] 〈推蕩積滯治關格〉，《醫學文選》6（1994），頁 4。

期刊「文獻分類導航」分類	期刊編號
醫藥、衛生	
中國醫學	
中醫基礎理論	1、54
內經	10、18、21、40
中醫病理	27
中醫臨床學	
中醫診斷學	38
醫案醫話（臨床經驗）	3、8、15、16、19、25、42、52、55
中醫護理學	45
中草藥治療法（八法論治）	30
中醫內科	2
一般病證	（3）、49、51
消渴	（23）
臟腑病證	20、43、44
腎膀胱系病證	11、36
癃閉	47
其他	48
脾胃系病證	
其他	53
現代醫學內科疾病	5、6、7、9、22、23、26、32

期刊「文獻分類導航」分類	期刊編號
中醫外科	
現代醫學外科疾病	33
中醫其他學科	
中醫泌尿學	12、28、29、34、35、37
中醫神經病學與精神病學	39
中藥學	
中藥藥理學	
中藥臨床藥理	41
中藥實驗藥理	13、14、24
中藥品	
藥品鑑定	17
外科學	
泌尿科學（泌尿生殖系疾病）	
腎疾病	
腎功能衰竭	4、31
臨床醫學	
診斷學	
影像診斷	
超聲波診斷	（4）
預防醫學	
個人衛生	

期刊「文獻分類導航」分類	期刊編號
一般保健法	110
臨床研究方法	
實驗醫學、醫學實驗	
醫用實驗動物學	（14）

第四章 中華醫典「關格」一詞歷代典籍分析

第一節 目錄學分析的方法和流程

　　「關格」目錄學分析的全部流程，可參照圖四—1。針對中醫歷代與「關格」相關的典籍文獻，目錄學分析著重於作者姓名、所屬朝代、出書年代、圖書分類及目錄中「關格」所屬的篇章名稱。

　　首先使用《中華醫典》資料庫「目錄」檢索區及「內文」檢索區將《中華醫典》章節目錄及內文中含「關格」專論文獻全部查出來，有關中華醫典的查詢畫面可參照圖四—2。結果在「目錄」檢索區以「關格」為章名的專論文獻共查到 65 本書，85 筆，23,040 字；在「內文」檢索區專論文獻共查到 351 本書，969 筆，2,958,002 字。

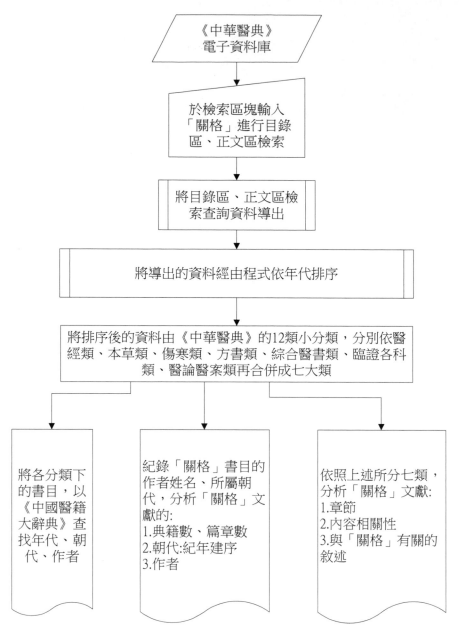

圖 四—1 「關格」文獻目錄學分析之流程圖

中華醫典「關格」一詞歷代典籍分析

爲了更精確核對《中華醫典》中找出各典籍出典的朝代及作者姓名，以進行排序，再以裘沛然主編的《中國醫籍大辭典》作爲標準比對，得到各典籍的出書年代及詳細的圖書分類。之所以使用《中國醫籍大辭典》來做爲年代查找及圖書分類標準，可在其書中「內容提要」一頁中見到的內容而得知。其文：「本書是一部全面反映中國歷代中醫藥文獻概況的中醫書目辭典，收錄了自先秦，下迄 20 世紀末的中醫藥書目 23000 餘種，堪稱醫籍辭書之最。每書目下，扼要介紹了卷冊數、著作者、成書或刊行年代、流傳沿革、內容提要、學術特點或價值、出版單位、版本存佚情況、藏書單位等項，內容全面豐富。書末附有書名索引和作者名索引，查閱使用極爲方便。」[76]

---

[76]　裘沛然主編：《中國醫籍大辭典》，（上海：上海科學技術出版社，2002），內容提要頁。

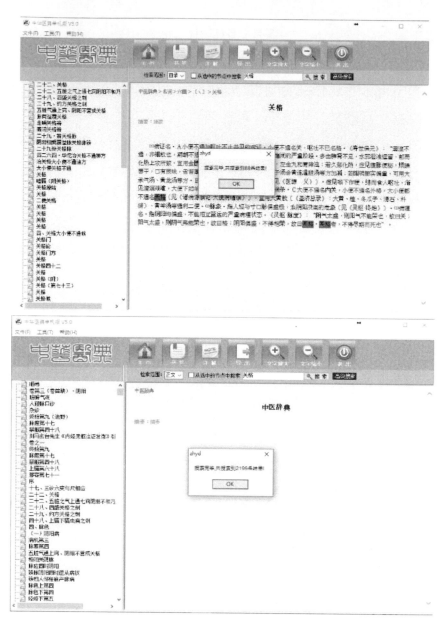

圖 四－2 中華醫典的查詢畫面

中華醫典「關格」一詞歷代典籍分析

將搜尋出之每筆原典原文依照各醫籍著作之年代先後排列，附上作者、朝代、年代，以理清文獻之先後沿革傳承關係。

　　之後為了更容易討論文獻的相關內容，將各典籍文獻提出分為醫經類、本草類、方書類、傷寒類、綜合醫書類、臨證各科類、醫論醫案類共七大類。而將診法類、針灸推拿類、溫病類、養生食療外治類、其它類所得到與前述七大類相關的內容的相似性分別分入前數的七大類中一併討論，並依朝代及各大類的內容詳細比較、分析。

第二節　「關格」典籍文獻的時代分析

　　在《中華醫典》「目錄」檢索區內的典籍與「內文」檢索區所的到的典籍均有重複，共有 343 本典籍，以年代作為分類，分屬九個歷史年代，春秋秦漢、魏晉、隋唐、宋金、元、明、清代和民國，其分布在宋金時有第一個高峰（14 本，4.08%），在明代時開始增加（82 本，23.90%），至清代時呈現爆炸性的成長（198 本，57.73%）。

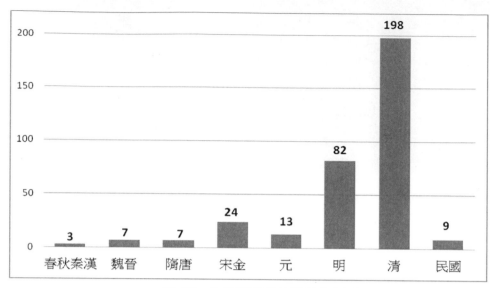

圖 四-3 關格文獻的時代分布圖

　　據《古今典籍聚散考》[77]一書所言，五代之亂後，宋由宋太祖、宋太宗之聚書，宋眞宗之徵書，書籍數量達幾萬餘卷。然至北宋徽宗之後，靖康兵變使得宋朝議和，遂送書與金，然而移送書籍之損失及金人之蹂躪，使得宋朝累世所藏之書因此散失。南宋高宗後雖再聚書，然與北宋全盛時期相差懸殊。而元朝平宋後，除了兵燹損失外，且宋室南遷之時，將所有書籍集中於臨安，元代以燕京為大都，因此書籍南北運送，也有散佚。另外元朝國祚也只有九十八年，因此元朝典籍數目相對而言較少。
　　由於《中華醫典》蒐集民國以後的書籍數目也較少，因此對於民國後有關「關格」的典籍數目也不多。

77　陳登原：《古今典籍聚散考》，（台北：河洛圖書出版社，1979）　，頁193-219。

中華醫典「關格」一詞歷代典籍分析

第三節 「關格」典籍文獻的書籍分類

　　有關《中華醫典》「關格」一詞分類之典籍數及出現點百分比可參見表四—1。表四—1 《中華醫典》「關格」一詞分類之典籍數及出現點百分比。

表 四—1 《中華醫典》「關格」一詞分類之典籍數及出現點百分比

典籍分類	典籍數	百分比（%）	出現點	百分比（%）
01.醫經類	30	8.75	75	7.74
02.診法類	22	6.41	39	4.02
03.本草類	44	12.83	157	16.2
04.方書類	42	12.24	120	12.38
05.針灸推拿類	13	3.79	24	2.48
06.傷寒金匱類	31	9.04	57	5.88
07.溫病類	4	1.17	4	0.41
08.綜合醫書類	62	18.08	276	28.48
09.臨證各科類	35	10.20	113	11.66
10.養生食療外治類	5	1.46	7	0.72
11.醫論醫案類	52	15.16	85	8.77
12.其他類	3	0.87	12	1.24
總計	343	100	969	100

　　由表中可見到單以典籍分類而言，綜合醫書類的百分比最高

（18.08%），之後是醫論醫案類（15.16%）及本草類（12.83%）；若以章節出現點來看，也是綜合醫書類的百分比最高（28.48%），但之後則為本草類（16.20%）及方書類（12.38%）。但綜合醫書類典籍多在明代以後較多，而醫論醫案類典籍多出現在清代，因此隨著朝代不同而分析較能接近醫籍分類的狀態。

由於《中華醫典》的分類與《中國醫籍大辭典》有些不同，因此以下先依據《中國醫籍大辭典》的分類法，再以作者之大分類方法，將 344 本與「關格」有關的書籍依宋元以前、明代、清代各分類列於表四—2、表四—3、表四—4。

表 四—2 宋元前含有「關格」一詞分類之典籍分類表

	書名	目錄分類	年代	作者
1	《黃帝內經》	醫經類	春秋戰國	非一時一人
2	《八十一難經》	醫經類	東漢 79-106	托名所作
	《傷寒卒病論》	傷寒金匱類	東漢 206	張機
3	《神農本草經》	本草類	南梁（約 200）	非一時一人
4	《名醫別錄》	本草類	南梁（270）	陶弘景
5	《針灸甲乙經》	針灸推拿類	晉 282	皇甫謐
6	《肘後方》	方書類	晉	葛洪
7	《小品方》	方書類	晉 420	陳延之
8	《本草經集註》	本草類	梁 500	陶弘景
9	《集驗方》	方書類	劉宋 575	姚僧垣
10	《諸病源候論》	綜合醫書類	隋 610	巢元方

	書名	目錄分類	年代	作者
11	《備急千金要方》	綜合醫書類	唐 652	孫思邈
12	《新修本草》	本草類	唐 659	蘇敬、李勣等
13	《黃帝內經太素》	醫經類	唐 662-670	楊上善
14	《千金翼方》	綜合醫書類	唐 682	孫思邈
	唐本《傷寒論》	傷寒金匱類	東漢 206	漢・張機撰 唐・孫思邈集
15	《華陀神方》	方書類	唐 683	漢・華陀撰 唐・孫思邈集
16	《外臺祕要》	方書類	唐 752	王燾
17	《醫心方》	方書類	宋 984	丹波康賴
18	《太平聖惠方》	方書類	宋 992	王懷隱
19	《本草圖經》	本草類	宋 1061	蘇頌等
20	宋本《傷寒論》	傷寒金匱類	宋 1065 年	林億校正
21	《華氏中藏經》	綜合醫書類	宋約 1074	漢・華陀撰
22	《證類本草》	本草類	宋 1086	唐慎微等
23	《傷寒總病論》	傷寒金匱類	宋 1100	龐安時
24	《增廣和劑局方藥性總論》	本草類	宋 1110	佚名
25	《本草衍義》	本草類	宋 1116	寇宗奭
26	《聖濟總錄》	方書類	宋 1117	宋徽宗
27	《千金寶要》	方書類	宋 1124	郭思
28	《全生指迷方》	方書類	宋 1125	王貺

「關格」一詞名義源流考

	書名	目錄分類	年代	作者
29	《傷寒九十論》	傷寒金匱類	南宋 1132	許叔微
30	《雞峰普濟方》	方書類	南宋 1133	張銳
31	《註解傷寒論》	傷寒金匱類	南宋 1144	成無己
32	《普濟本事方》	方書類	南宋 1150	許叔微
33	《傷寒明理論》	傷寒金匱類	金 1156	成無己
34	《三因極一病證方論》	方書類	南宋 1174	陳言
35	《傷寒補亡論》	傷寒金匱類	南宋 1181	郭雍
36	《醫學啓源》	醫經類	金 1186	張元素
37	《醫說》	醫論醫案類	南宋 1189	張杲
38	《劉河間傷寒醫鑒》	傷寒金匱類	南宋 1234	劉河間
39	《珍珠囊補遺藥性賦》	本草類	金 1249	李杲
40	《嚴氏濟生方》	方書類	南宋 1253	嚴用和
41	《仁齋直指方論（附補遺）》	方書類	南宋 1264	楊士瀛
42	《嶺南衛生方》	方書類	元 1264	釋繼洪
43	《御藥院方》	方書類	初刊 1242 重訂 1267	原撰者名佚 元‧許國楨等增訂
		44	《衛生寶鑒》	羅天益
45	《陰證略例》	傷寒金匱類	元 1298	王好古
46	《湯液本草》	本草類	元 1298	王好古
47	《世醫得效方》	方書類	元 1328	危亦林

中華醫典「關格」一詞歷代典籍分析

	書名	目錄分類	年代	作者
48	《難經本義》	醫經類	元 1341	滑壽
49	《丹溪心法》	綜合醫書類	元 1347	朱震亨
50	《丹溪手鏡》	綜合醫書類	元 1347	朱震亨
51	《丹溪治法心要》	綜合醫書類	元 1347	朱震亨
52	《脈因證治》	綜合醫書類	元 1347	朱震亨
53	《平治會萃》	綜合醫書類	元 1358	朱震亨
54	《診家樞要》	醫經類	元 1359	滑壽

表 四—3 明代含有「關格」一詞分類之典籍分類表

	書名	目錄分類	年代	作者
1	《醫經小學》	醫經類	1388	明・劉純
2	《玉機微義》	綜合醫書類	1396	明・徐彥純撰/劉純續增
3	《傷寒治例》	傷寒金匱類	1396	明・劉純
4	《普濟方》	方書類	1406	明・朱棣、劉醇等編
5	《雜病治例》	臨床各科類	1408	明・劉純
6	《祕傳證治要訣及類方》	綜合醫書類	1441	明・戴原禮
7	《傷寒六書》	傷寒金匱類	1445	明・陶華
8	《滇南本草》	本草類	1436-1449	明・蘭茂
9	《奇效良方》	方書類	1471	明・董宿
10	《醫方選要》	方書類	1495	明・周文采
11	《蒼生司命》	綜合醫書類	約 1498	明・虞摶

	書名	目錄分類	年代	作者
12	《明醫雜著》	綜合醫書類	1502	明・王綸
13	《松崖醫徑》	綜合醫書類	1465-1505	明・程玠
14	《本草品匯精要》	本草類	1505	明・劉文泰
15	《醫學正傳》	綜合醫書類	1515	明・虞摶
16	《醫學原理》	綜合醫書類	1506-1521	明・汪機
17	《外科心法》	臨床各科類	1528	明・薛己
18	《針灸素難要旨》	醫經類	1529	明・高武
19	《針灸問對》	醫經類	1530	明・汪機
20	《外科理例》	臨床各科類	1531	明・汪機
21	《嬰童百問》	臨床各科類	1539	明・魯伯嗣
22	《傷寒摘錦》	傷寒金匱類	1549	明・萬全
23	《痘疹心法》	臨床各科類	1549	明・萬全
24	《解圍元藪》	臨床各科類	1550	明・沈之問
25	《急救良方》	方書類	1550	明・張時徹
26	《醫方集宜》	綜合醫書類	1554	明・丁鳳
27	《古今醫統大全》	綜合醫書類	1554	明・徐春甫
28	《脈症治方》	綜合醫書類	1564	明・吳正倫
29	《醫學綱目》	綜合醫書類	1565	明・樓英
30	《本草蒙筌》	本草類	1565	明・陳嘉謨
31	《保命歌括》	綜合醫書類	1567-1572	明・萬全
32	《赤水玄珠》	綜合醫書類	1573	明・孫一奎
33	《醫學入門》	綜合醫書類	1575	明・李梴
34	《經絡全書》	醫經類	1576	明・沈子祿

	書名	目錄分類	年代	作者
35	《古今醫鑑》	綜合醫書類	1576	明・龔信
36	《本草綱目》	本草類	1578	明・李時珍
37	《明醫指掌》	綜合醫書類	1579	明・皇甫中
38	《藥性四百味歌括》	本草類	1581	明・龔廷賢
39	《醫方考》	方書類	1584	明・吳崑
40	《脈語》	醫經類	1584	明・吳崑
41	《仁術便覽》	方書類	1585	明・張浩
42	《萬病回春》	綜合醫書類	1587	明・龔廷賢
43	《傷寒論條辨》	傷寒金匱類	1589	明・方有執
44	《靈樞心得》	醫經類	1592	明・胡文煥
45	《素問心得》	醫經類	1592	明・胡文煥
46	《幼幼集》	臨床各科類	1593	明・孟繼孔
47	《素問吳注》	醫經類	1594	明・吳崑
48	《藥鑒》	本草類	1598	明・杜文燮
49	《針灸大成》	醫經類	1601	明・楊濟時
50	《雜病證治準繩》	臨床各科類	1602	明・王肯堂
51	《女科證治準繩》	臨床各科類	1602	明・王肯堂
52	《傷寒證治準繩》	傷寒金匱類	1604	明・王肯堂
53	《幼科證治準繩》	臨床各科類	1607	明・王肯堂
54	《壽世保元》	綜合醫書類	1615	明・龔廷賢
55	《濟世全書》	綜合醫書類	1616	明・龔廷賢
56	《醫貫》	綜合醫書類	1617	明・趙獻可
57	《訂正太素脈祕訣》	醫經類	1619	明・張太素

	書名	目錄分類	年代	作者
58	《刪補頤生微論》	綜合醫書類	1573-1620	明·李中梓
59	《濟陽綱目》	臨床各科類	1620	明·武之望
60	《雷公砲制藥性解》	本草類	1622	明·李中梓
61	《醫學窮源集》	醫經類	1623	明·王肯堂
62	《張卿子傷寒論》	傷寒金匱類	1624	明·張遂辰
63	《類經》	醫經類	1624	明·張介賓
64	《類經附翼》	醫經類	1624	明·張介賓
65	《神農本草經疏》	本草類	1625	明·繆希雍
66	《慈幼新書》	臨床各科類	1628	明·程雲鵬
67	《簡明醫彀》	綜合醫書類	1629	明·孫志宏
68	《痰火點雪》	臨床各科類	1630	明·龔居中
69	《本草單方》	方書類	1633	明·繆希雍
70	《小兒諸證補遺》	臨床各科類	1636	明·張昶
71	《景岳全書》	綜合醫書類	1636	明·張介賓
72	《質疑錄》	醫經類	不詳	明·張介賓
73	《丹臺玉案》	綜合醫書類	1637	明·孫文胤
74	《本草征要》	本草類	1637	明·李中梓
75	《醫宗必讀》	綜合醫書類	1637	明·李中梓
76	《祖劑》	方書類	1640	明·施沛
77	《審視瑤函》	臨床各科類	1644	明·傅仁宇
78	《軒岐救正論》	綜合醫書類	1644	明·蕭京
79	《絳雪丹書》	臨床各科類	1644	明·趙貞觀
80	《本草乘雅半偈》	本草類	1647	明·盧之頤

中華醫典「關格」一詞歷代典籍分析

	書名	目錄分類	年代	作者
81	《本草通玄》	本草類	1655	明・李中梓
82	《芷園素社痎瘧論疏》	臨床各科類	1657	明・盧之頤
83	《脈理集要》	醫經類	不詳	明・汪宦

表 四—4 清代含有「關格」一詞分類之典籍分類表

	書名	目錄分類	年代	作者
1	《醫門法律》	綜合醫書類	1658	清・喻昌
2	《本草崇原》	本草類	1663	清・張志聰
3	《侶山堂類辯》	醫案醫話類	1663	清・張志聰
4	《醫宗說約》	綜合醫書類	1663	清・蔣示吉
5	《脈訣匯辨》	醫經類	1664	清・李延昰
6	《傷寒緒論》	傷寒金匱類	1665	清・張璐
7	《病機沙篆》	綜合醫書類	1667	明・李中梓撰／清・尤乘增補
8	《傷寒纘論》	傷寒金匱類	1667	清・張璐
9	《素問經注節解》	醫經類	1669	清・姚紹虞
10	《黃帝內經靈樞集注》	醫經類	1669	清・張志聰
11	《黃帝內經素問集注》	醫經類	1670	清・張志聰
12	《內經博議》	醫經類	1675	清・羅美
13	《古今名醫匯粹》	綜合醫書類	1675	清・羅美
14	《本草擇要綱目》	本草類	1679	清・蔣居祉
15	《傷寒論辯證廣注》	傷寒金匱類	1680	清・汪琥

	書名	目錄分類	年代	作者
16	《本草詳節》	本草類	1681	清・閔鉞
17	《醫方集解》	方書類	1682	清・汪昂
18	《金匱要略廣注》	傷寒金匱類	1682	清・李彣
19	《本草備要》	本草類	1683	清・汪昂
20	《證治匯補》	綜合醫書類	1687	清・李用粹
21	《金匱玉函經二注》	傷寒金匱類	1687	元・趙良仁演義 清・湯揚俊補注
22	《石室祕錄》	綜合醫書類	1687	清・陳士鐸
23	《脈決闡微》（脈訣闡微）	醫經類	1687	陳士鐸
24	《辨證奇聞》	綜合醫書類	1687	清・陳士鐸
25	《辨證錄》	綜合醫書類	1687	清・陳士鐸
26	《本草新編》	本草類	1687	清・陳士鐸
27	《素問靈樞類纂約注》	醫經類	1689	清・汪昂
28	《診宗三昧》	醫經類	1689	清・張璐
29	《傷寒經解》	傷寒金匱類	1690	清・姚球
30	《辨症玉函》	綜合醫書類	1693	清・陳士鐸
31	《馮氏錦囊祕錄》	綜合醫書類	1694	清・馮兆張
32	《黃帝素問直解》	醫經類	1695	清・高世栻
33	《本經逢原》	本草類	1695	清・張璐
34	《張氏醫通》	綜合醫書類	1695	清・張璐
35	《靈素節注類編》	醫經類	1700	清・章楠（網路）

	書名	目錄分類	年代	作者
36	《脈貫》	醫經類	1710	清·王賢
37	《顧松園醫鏡》	綜合醫書類	1718	清·顧靖遠
38	《四診抉微》	醫經類	1723	清·林之翰
39	《訂正仲景全書傷寒論注》	傷寒金匱類	1724	清·吳謙
40	《雜病心法要訣》	臨床各科類	1724	清·吳謙
41	《幼科匯訣直解》	臨床各科類	1726	清·魏鑒
42	《難經經釋》	醫經類	1727	清·徐大椿
43	《金匱要略心典》	傷寒金匱類	1729	清·尤怡
44	《醫學心悟》	綜合醫書類	1732	清·程國彭
45	絳雪園古方選注	綜合醫書類	1732	清·王子接
46	《古本難經闡注》	醫經類	1736	清·丁錦
47	《神農本草經百種錄》	本草類	1736	清·徐大椿
48	《醫貫砭》	醫案醫話類	1741	清·徐大椿
49	《臨證指南醫案》	醫案醫話類	1746	清·葉桂
50	《未刻本葉氏醫案》	醫案醫話類	1746	清·葉桂
51	《景岳全書發揮》	綜合醫書類	1746	清·葉桂
52	《麻科活人全書》（葉氏痘疹錦囊）	臨床各科類	1748	清·謝玉瓊
53	《醫學脈燈》	醫經類	1749	清·常朝宣
54	《醫碥》	綜合醫書類	1751	清·何夢瑤

	書名	目錄分類	年代	作者
55	《徐批葉天士晚年方案眞本》	醫案醫話類	1752	清·葉桂
56	《葉天士醫案精華》	醫案醫話類	1752	陸士諤（葉天士醫案，1920）
57	《葉選醫衡》	醫案醫話類	1752	清·葉桂
58	《種福堂公選良方》	方書類	1752	清·葉桂
59	《四聖心源》	醫經類	1753	清·黃元御
60	《醫經原旨》	醫經類	1754	清·薛雪
61	《素靈微蘊》	醫經類	1754	清·黃元禦
62	《傷寒懸解》	傷寒金匱類	1756	清·黃元禦
63	《方症會要》	綜合醫書類	1756	清·吳邁
64	《難經懸解》	醫經類	1756	清·黃元御
65	《靈樞懸解》	醫經類	1756	清·黃元御
66	《本草從新》	本草類	1757	清·吳儀洛
67	《難經古義》	醫經類	1760	日本 滕萬卿
68	《瘍醫大全》	臨床各科類	1760	清·顧世澄
69	《成方切用》	方書類	1761	清·吳儀洛
70	《得配本草》	本草類	1761	清·嚴洁
71	《蘭臺軌範》	綜合醫書類	1764	清·徐大椿
72	《掃葉莊醫案》	醫案醫話類	1764	清·薛雪
73	《本草綱目拾遺》	本草類	1765	清·趙學敏
74	《針灸學綱要》	方書類	1766	日本 菅沼長之

	書名	目錄分類	年代	作者
75	《金匱翼》	傷寒金匱類	1768	清・尤怡
76	《脈理求真》	醫經類	1769	清・黃宮繡
77	《一見能醫》	綜合醫書類	1769	清・朱時進
78	《續名醫類案》	醫案醫話類	1770	清・魏之琇
79	《本草求真》	本草類	1772	清・黃宮繡
80	《雜病源流犀燭》	綜合醫書類	1773	清・沈金鰲
81	《幼科釋謎》	臨床各科類	1774	清・沈金鰲
82	《要藥分劑》	本草類	1774	清・沈金鰲
83	《脈象統類》	醫經類	1774	清・沈金鰲
84	《傷寒論綱目》	傷寒金匱類	1774	清・沈金鰲
85	《古今醫案按》	醫案醫話類	1778	清・俞震
86	《評注產科心法》	臨床各科類	1780	清・汪喆
87	《傷寒瘟疫條辨》	傷寒金匱類	1784	清・楊璿
88	《奇症匯》	醫案醫話類	1786	清・沈源
89	《羅氏會約醫鏡》	綜合醫書類	1789	清・羅國綱
90	《脈學輯要》	醫經類	1795	日本 丹波元簡
91	《大方脈》	臨床各科類	1795	清・鄭玉壇
92	《彤園醫書（小兒科）》	臨床各科類	1795	清・鄭玉壇
93	《傷寒指掌》	傷寒金匱類	1796	清・吳貞
94	《醫醫偶錄》	綜合醫書類	1803	清・陳念祖
95	《神農本草經讀》	本草類	1803	清・陳念祖

	書名	目錄分類	年代	作者
96	《目經大成》	臨床各科類	1804	清·黃庭鏡
97	《金匱啓鑰（幼科）》	臨床各科類	1804	清·黃朝坊
98	《金匱啓鑰（眼科）》	臨床各科類	1804	清·黃朝坊
99	《急救廣生集》	綜合醫書類	1805	清·程鵬程
100	《金匱玉函要略輯義》	傷寒金匱類	1806	日本 丹波元簡
101	《齊氏醫案》	醫案醫話類	1806	清·齊秉慧
102	《素問識》	醫經類	1808	日本 丹波元簡
103	《重慶堂隨筆》	醫案醫話類	1808	清·王學權
104	《古今醫徹》	綜合醫書類	1808	清·懷遠
105	《風勞臌膈四大證治》	臨床各科類	1810	姜天敘
106	《吳醫匯講》	醫案醫話類	1810	清·唐大烈
107	《友漁齋醫話》	醫案醫話類	1812	清·黃凱鈞
108	《醫學指要》	綜合醫書類	1812	清·蔡貽績
109	《王九峰醫案（一）》	醫案醫話類	1813	清·王之政
110	《王九峰醫案（二）》	醫案醫話類	1813	清·王之政
111	《醫述》	綜合醫書類	1817	清·程文圃
112	《難經疏證》	醫經類	1819	日本 丹波元胤
113	《中國醫籍考》	綜合醫書類	1819	嚴世芸主編
114	《本草易讀》	本草類	1820	汪訒庵
115	《龍砂八家醫案》	醫案醫話類	清	姜成之
116	《葉天士曹仁伯何元長醫案》	醫案醫話類	1821	清·葉桂

	書名	目錄分類	年代	作者
117	《證治針經》	綜合醫書類	1823	清‧郭誠勛
118	《筆花醫鏡》	綜合醫書類	1824	清‧江秋
119	《本草正義》	本草類	1828	清‧張德裕
120	《奉時旨要》	綜合醫書類	1830	清‧江秋（網路）
121	《三家醫案合刻》	醫案醫話類	1831	清‧葉桂
122	《本草述鉤元》	本草類	1833	清‧楊時泰
123	《葉氏醫案存眞》	醫案醫話類	1836	清‧葉桂
124	《靈樞識》	醫經類	1837	日本 丹波元簡
125	《喻選古方試驗》	方書類	1838	清‧喻昌
126	《歸硯錄》	醫案醫話類	1838	清‧王士雄
127	《類證治裁》	綜合醫書類	1839	清‧林佩琴
128	《本草分經》	本草類	1840	清‧姚瀾
129	《醫略十三篇》	綜合醫書類	1840	清‧蔣寶素
130	《素問紹識》	醫經類	1846	日本 丹波元堅
131	《驗方新編》	方書類	1846	清‧鮑相璈
132	《王氏醫案續編》	醫案醫話類	1850	清‧王士雄
133	《回春錄》	醫案醫話類	1850	清‧王士雄
134	《傷寒尋源》	傷寒金匱類	1850	清‧呂震名
135	《神農本草經贊》	本草類	1850	清‧葉志詵
136	《花韻樓醫案》	醫案醫話類	1850	清‧顧德華
137	《醫學指歸》	綜合醫書類	1851	清‧趙樹棠

	書名	目錄分類	年代	作者
138	《王氏醫案繹注》	醫案醫話類	1852	清・王士雄
139	《溫熱經緯》	傷寒金匱類	1852	清・王士雄
140	《隨息居重訂霍亂論》	傷寒金匱類	1852	清・王士雄
141	《雜病廣要》	臨床各科類	1853	日本 丹波元堅
142	《古今醫案按選》	醫案醫話類	1853	清・俞震
143	《王孟英醫案》	醫案醫話類	1854	清・王士雄
144	《研經言》	醫案醫話類	1856	清・莫枚士
145	《難經正義》	醫經類	1860	清・葉霖
146	《隨息居飲食譜》	本草類	1861	清・王士雄
147	《醫原》	醫案醫話類	1861	清・石壽棠
148	《得心集醫案》	醫案醫話類	1861	清・謝星煥
149	《校注醫醇賸義》	綜合醫書類	1863	清・費伯雄
150	《理瀹駢文》	綜合醫書類	1864	清・吳尚先
151	《十劑表》	方書類	1870	清・包誠
152	《藥症忌宜》	本草類	1870	清・陳澈輯
153	《針灸逢源》	綜合醫書類	1871	清・李學川
154	《勉學堂針灸整合》（針灸集成）	綜合醫書類	1874	清・廖潤鴻
155	《白喉全生集》	臨床各科類	1875	清・李紀方
156	《王樂亭指要》	綜合醫書類	1875	清・王樂亭
157	《沈菊人醫案》	醫案醫話類	1875	清・沈來亨
158	《外治壽世方》	綜合醫書類	1877	清・鄒存淦

	書名	目錄分類	年代	作者
159	《醫學舉要》	綜合醫書類	1879	清·徐鏞
160	《蠢子集》	醫案醫話類	1882	清·龍之章
161	《醫方簡義》	綜合醫書類	1883	清·王清源
162	《經方例釋》	方書類	1884	清·莫文泉
163	《本草撮要》	本草類	1886	清·陳其瑞
164	《重訂診家直訣》	醫經類	1891	清·周學海
165	《脈義簡摩》	醫經類	1891	清·周學海
166	《脈簡補義》	醫經類	1891	清·周學海
167	《王應震要訣》	醫案醫話類	1892	清·王應震
168	《青霞醫案》	醫案醫話類	1892	清·沈登階
169	《醫學妙諦》	綜合醫書類	1893	清·何其偉
170	《藥性賦》	本草類	1894	清·何岩
171	《形色外診簡摩》	醫經類	1894	清·周學海
172	《疑難急症簡方》	方書類	1895	清·羅越峰
173	《傷寒捷訣》	傷寒金匱類	1895	清·嚴宮方
174	《辨脈平脈章句》	醫經類	1896	清·周學海
175	《內經評文》	醫經類	1896	清·周學海
176	《退思集類方歌注》	方書類	1897	清·王泰林
177	《冷廬醫話》	醫案醫話類	1897	清·陸以湉
178	《柳寶詒醫論醫案》	醫案醫話類	1900	張耀卿整理
179	《溫熱逢源》	傷寒金匱類	1900	清·柳寶詒

「關格」一詞名義源流考

	書名	目錄分類	年代	作者
180	《藥論》	本草類	1901	清・沈文彬
181	《醫醫小草》	醫案醫話類	1901	清・寶輝
182	《增訂偽藥條辨》	本草類	1901	清・鄭奮揚
183	《本草思辨錄》	本草類	1904	清・周岩
184	《成方便讀》	方書類	1904	清・張秉成
185	《診脈三十二辨》	醫經類	1909	清・管玉衡
186	《邵蘭蓀醫案》	醫案醫話類	1910	清・邵蘭蓀
187	《旌孝堂醫案》	醫案醫話類	1910	清・趙履鰲
188	《也是山人醫案》	醫案醫話類	1911	清・也是山人
189	《江澤之醫案》	醫案醫話類	1911	清・江澤之
190	《孤鶴醫案》	醫案醫話類	1911	清・陳渭卿（網路）
191	《劍慧草堂醫案》	醫案醫話類	不詳	清・潘文清
192	《診驗醫方歌括》	方書類	不詳	清・坐嘯山人
193	《陳蓮舫醫案》	醫案醫話類	1914	清・陳秉鈞 董韻生
194	《退庵醫案》	醫案醫話類	1916	清・凌淦
195	《醫學衷中參西錄》	綜合醫書類	1918	清・張錫純
196	《傷寒論匯注精華》	傷寒金匱類	1920	王蓮石
197	《本草簡要方》（《本草簡要》）	本草類	1920（成書 1938）	管祖燕
198	《葉天士醫案》	醫案醫話類	1921	葉天士著，陸士諤編輯
199	《傷寒廣要》	傷寒金匱類	1924	惲樹珏

	書名	目錄分類	年代	作者
200	《溫病正宗》	傷寒金匱類	1936	王松如
201	《子午流注說難》	綜合醫書類	1936	吳棹仙
202	《經方實驗錄》	醫案醫話類	1937	曹家達
203	《脈訣新編》	醫經類	1939	劉本昌
204	《針灸整合》	綜合醫書類	1949	不詳
205	《針灸問答》	綜合醫書類	1961	馬秀棠
206	《張愛廬臨證經驗方》	醫案醫話類	不詳	清・張大燨
207	《傷寒論整合》	傷寒金匱類	不詳	不詳

　　將表四－2、表四－3、表四－4內各朝代的典籍分類統計典籍數目，可以見到如圖四－4的結果。其中在宋元前時期，可以見到方書類的典籍最多（34%），其次為本草類（19%）、綜合醫書類（19%）、傷寒金匱類（7%）及醫經類（7%）。明代時期，則以綜合醫書類（31%）最多，其次為臨床各科類（20%）、醫經類（18%）及本草類（13%）。至於清代時期，則是以醫案醫話類（24%）最多，其次為綜合醫書類（21%）及醫經類（19%），而本草類（13%）及傷寒金匱類（11%）的典籍約只佔前幾類典籍的一半左右而已。

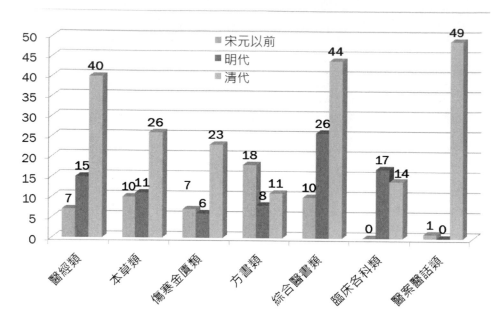

圖 四─4「關格」文獻的時代及書籍分布圖

　　由上述的結果，可看到因為年代的不同，典籍分布也不相同。含有「關格」一詞的方書類、本草類及綜合醫書類的中醫典籍在宋元以前比較多的，也可推測這幾類著作的典籍在當時是比較流通的，而且基於疾病治療的直接性，方書與本草也是比較需要的。到了明代，最多的典籍變成了綜合醫書類，這代表明代醫家是以內經、難經、傷寒論及神農本草經典籍為理論基礎，蒐集中醫典籍，並將經典的理論加以發揮與融合。至清代，醫論醫案類的著作最多，這代表清代醫家將傳統的中醫理論朝向實際診療的紀錄分析，也對醫家臨症有最高的參考價值。

第五章 宋元時期「關格」一詞涵義之演變

如果說漢朝是中國醫學的發軔階段，那麼宋、金、元時期則是中國醫學史上第二個蓬勃興旺的成型時期。13 世紀中葉著書立說的寇宗奭、12 世紀的張元素以及最重要的王好古等人努力創建一門取類比象的藥物學，標誌著此前 1500 年間分隔中國醫學兩大主要傳統的那道最明確的裂痕正在彌合。

劍橋世界人類疾病史[78]

本章所討論宋元時期典籍的時間劃分是在 1368 年之前，共搜尋到有關「關格」內容的典籍共有 54 本，以中醫文獻分類法將典籍分類，將與「關格」相關的內容交叉比對，來探討宋元時期「關格」一詞概念發生演變的過程和對之後朝代使用「關格」一詞的影響。有關宋元時期與「關格」相關典籍的年代排列與分類相關性，可參見附錄圖一。

---

78 基普爾著、張大慶譯：《劍橋世界人類疾病史》，頁 21。

第一節 醫經論「關格」

本文所指醫經類典籍係指中醫文獻學[79]所述《黃帝內經》著作系統內所延伸出之相關典籍。如果依照《漢書・藝文志・方技》的分類，相對於以藥物療法爲中心之臨床醫學的「經方」，醫學理論及針灸療法的典籍稱之爲「醫經」。[80]

在此類典籍中，宋元前含有「關格」一詞的典籍有《黃帝內經素問靈樞》、《難經》、《針灸甲乙經》、《黃帝內經太素》、《難經本義》[81]及《診家樞要》[82]。另有《醫說》、[83]、《陰證略例》[84]兩書內容與醫經類相關，其內容可參見附錄圖二。

「關格」一詞最早出自《黃帝內經》，其涵義有三：

一、爲陰陽離決時的脈象狀態

《素問・六節藏象論》云：「故人迎一盛，病在少陽；二盛，病

---

[79] 馬繼興：《中醫文獻學》，（上海：上海科學技術出版社，1990），頁 68-109。

[80] 山田慶兒著，廖育群、李建民譯：《中國古代醫學的形成》，頁 198。

[81] 李玉清、齊冬梅：《滑壽醫學全書》（北京：中國中醫藥出版社，2006），頁 132-167。

[82] 百家諸子中國哲學書電子化計劃：維基->診家樞要，
https://ctext.org/wiki.pl?if=gb&chapter=424531

[83] 〔宋〕張杲：《醫說》（文淵閣四庫全書電子版，上海人民出版社，2005），頁 124-126。

[84] 曹炳章編：《中國醫學大成（四）：陰證略例》（上海：上海科學技術出版社，1990），頁 1-2。

在太陽；三盛，病在陽明；四盛已上，爲格陽。寸口一盛，病在厥陰；二盛，病在少陰；三盛，病在太陰；四盛已上，爲關陰。人迎與寸口俱盛四倍已上，爲關格。關格之脈羸，不能極于天地之精氣，則死矣。」[85]

而《靈樞·終始》篇的內容也與《素問·六節藏象論》相似，同樣以人迎與寸口脈俱盛四倍以上爲「關格」。內文如下：

《靈樞·終始》云：「人迎一盛，病在足少陽，一盛而躁，病在手少陽。人迎二盛，病在足太陽，二盛而躁，病在手太陽，人迎三盛，病在足陽明，三盛而躁，病在手陽明。人迎四盛，且大且數，名曰溢陽，溢陽爲外格。脈口一盛，病在足厥陰；厥陰一盛而躁，在手心主。脈口二盛，病在足少陰；二盛而躁，在手少陰。脈口三盛，病在足太陰；三盛而躁，在手太陰。脈口四盛，且大且數者，名曰溢陰。溢陰爲內關，內關不通，死不治。人迎與太陰脈口俱盛四倍以上，名曰 關格 。 關格 者，與之短期。」[86]

二、為人體臟腑陰陽失和於天地四時陰陽之氣的病理狀態

《素問·脈要精微論》云：「反四時者，有餘爲精，不足爲消。應太過，不足爲精；應不足，有餘爲消。陰陽不相應，病名曰 關格 。」[87]

---

[85] 龍伯堅、龍式昭：《黃帝內經集解》（天津：天津科學技術出版社，2004），頁155。

[86] 龍伯堅、龍式昭：《黃帝內經集解》，頁1437。

[87] 龍伯堅、龍式昭：《黃帝內經集解》，頁229。

三、為人體自身臟腑陰陽不相應時的病理狀態

《靈樞·脈度》云:「邪在府則陽脈不和,陽脈不和則氣留之,氣留之則陽氣盛矣。邪在藏則陰脈不利,陰脈不利則血留之,血留之則陰氣盛矣,陰氣太盛,則陽氣不能榮也,故曰關,陽氣太盛,則陰氣弗能榮也,故曰格。陰陽俱盛,不得相榮,故曰 關格 。 關格 者,不得盡期而死也。」[88]

其後的《難經》內容不同於《黃帝內經》之三部九候診法,而是統於寸口脈分陰陽來論關格覆溢脈。

《難經·三難》曰:「關之前者,陽之動也,脈當見九分而浮……遂上魚為溢,為外關內格,此陰乘之脈也。關以後者,陰之動也,脈當見一寸而沉……遂入尺為覆,為內關外格,此陽乘之脈也。故曰覆溢是其真藏之脈,人不病而死也。」[89]

而在《難經·三十七難》則發揮《靈樞·脈度》之說,將病邪侵入臟腑所引起陰陽脈不和的危重症狀稱之為「關格」。

《難經·三十七難》曰:「邪在六腑,則陽脈不和;陽脈不和,則氣留之;氣留之則陽脈盛矣。邪在五臟,則陰脈不和;陰脈不和,則血留之;血留之則陰脈盛矣。陰氣太盛,則陽氣不得相營也,故曰格。陽氣太盛,則陰氣不得相營也,故曰關。陰陽俱盛不得相營也,

---

[88] 龍伯堅、龍式昭:《黃帝內經集解》,頁 1574。

[89] 李玉清、齊冬梅:《滑壽醫學全書》(北京:中國中醫藥出版社,2006),頁 133。

故曰關格，關格者，不得盡其命而死矣。」[90]

之後的《針灸甲乙經》的內容[91,92,93]均沿襲自《黃帝內經》所述內容，並無其他發揮。

《黃帝內經太素》是隋・楊上善編注，成書年代未詳，具蕭延平考證當在唐乾封（666-668）後。北宋林億等校正《素問》時本書尚存，約於南宋及金元時散佚，本書是現存最早對《內經》全書進行分類合纂的注釋本。[94]

此書將《黃帝內經》與「關格」相關內容分別列於《卷六・臟腑之一・臟腑氣液》、[95]《卷十四・診候之一・人迎脈口診》、[96]《卷十六・診候之三・雜診》[97]等三篇；此外，在《卷第二・攝生之二・順養》之注文有「不順四時之養身，內有關格之病也」[98]，以及《卷第三・陰陽》之注文「寸口之脈，過五十動，然後一代，謂之過。不滿五十，謂之不及。見關格微病，得過失也。見微過而救人者，謂未病之病，療十十全，故無危殆」，[99]均明顯可見「關格」是一種疾病狀態。

因此在宋元時期，《黃帝內經》所談之「關格」，主要敘述為臟腑陰陽

90　李玉清、齊冬梅：《滑壽醫學全書》，頁152。

91　黃龍祥：《黃帝針灸甲乙經》（北京：中國醫藥科技出版社，1990），頁40-41。

92　黃龍祥：《黃帝針灸甲乙經》，頁271。

93　黃龍祥：《黃帝針灸甲乙經》，頁322。

94　裘沛然主編：《中國醫籍大辭典》，（上海：上海科學技術出版社，2002），頁2。

95　錢超塵、李雲：《黃帝內經太素新校正》（北京：學苑出版社，2006），頁102。

96　錢超塵、李雲：《黃帝內經太素新校正》，頁304。

97　錢超塵、李雲：《黃帝內經太素新校正》，頁358。

98　錢超塵、李雲：《黃帝內經太素新校正》，頁11。

99　錢超塵、李雲：《黃帝內經太素新校正》，頁40。

失和的一種病理狀態，而人迎寸口脈是辨別「關格病」的一種方式，在此分類的典籍並未說明「關格」或「關格病」一詞的臨床症狀，但卻已明確的將反四時所產生的病理狀態命名爲「關格病」。而《難經》內容不同於《黃帝內經》的人迎寸口脈，卻只單以寸口脈體言臟腑陰陽離絕爲關格覆溢的一種表現爲「關格」。若再加上《黃帝內經太素》的分類及註解，足以見得「關格」一詞在宋元以前醫經古籍所代表的涵義乃爲一種疾病的狀態，其原因可能因爲逆四時、或因外邪導致臟腑陰陽失和，乃至於在人迎脈口脈候表現之極爲「關格」的危重狀態，與後文將敘述本草、傷寒、方書及醫論類典籍提出疾病的實質症狀（大小便不通或吐逆、小便不利）並無相關性。

第二節 本草論「關格」

藥物知識的積累起源甚早，夏商時期許多巫醫」皆操不死之藥」，說明當時確已積累了豐富的藥物知識和使用經驗。《周禮‧天官》多次提到「五藥」，及草、木、蟲、石、谷五類藥物。《詩經》中還涉及一些植物的採集和食用季節，個別論述了防治作用。[100]

神農、黃帝分別代表著兩種最爲重要治療方法的始祖。東漢時期，本草學成爲獨立學問，[101]當然沒有人會相信《神農本草經》眞的是神農所撰，不過一直流傳著的《神農本草經》中「所出郡縣，乃後漢時制」，「疑仲景（張機）、元化（華陀）等所記」，此乃梁代陶弘景之語（《神農本草

---

100 朱建平：《中國醫學史研究》（北京：中醫古籍出版社，2003），頁 57-58。

101 王利器：《顏氏家訓集解》（上海：上海古籍出版社，1980），頁 438。

經集注》陶隱居序）。又有北宋的掌禹錫，在《嘉祐補注總序》（西元 1061年）中斷言：「蓋上世未著文字，師學相傳，謂之本草。兩漢以來，名醫益眾，張機、華陀輩始因古學，附以新說，通爲編述，本草由是見於經錄。」[102]。因此講述本草之起源的歷史性證據極爲有限，掌禹錫據此將本草書的形成期定在東漢末。[103]

　　吳普《本草》引錄朱家說法，基本上以《神農本草經》爲首，並不排斥其他各家的說法，而加以保存，可說是「多說並存」。如果借用山田慶兒的假說，漢代是有不同醫學派別，冠以不同宗師的名稱爲首、或爲書名，作爲該學派的代表。[104]綜合上述研究得知，漢隋之間黃帝、神農在醫學史觀念中佔了至爲關鍵的地位，成爲創製醫道的人物，特別是作爲針灸與本草兩大治療方法的始祖。[105]本草學是中國醫學治療的基石，唐代以前的本草學著作，都是醫家私人撰作的。[106]魏晉南北朝醫家各自撰作編集本草，可能代表了醫壇仍未有醫者共同接受的本草典籍，各自根據個人師承，學派或經驗，而總結個人心得。[107]

　　本草著作中，最早在《神農本草經》載有「關格」的相關內容：

　　瞿麥：「主治關格諸癃結，小便不通」[108]
　　髮髲：「主治五癃，關格不得小便，利水道」[109]

---

[102] 山田慶兒著，廖育群、李建民譯：《中國古代醫學的形成》（台北：東大圖書股份有限公司，2003），頁 193。
[103] 山田慶兒著，廖育群、李建民譯：《中國古代醫學的形成》，頁 193-194。
[104] 范家偉：《六朝隋唐醫學之傳承與整合》，頁 21。
[105] 范家偉：《六朝隋唐醫學之傳承與整合》，頁 27。
[106] 范家偉：《大醫精誠》，頁 74。
[107] 范家偉：《大醫精誠》，頁 76。
[108] 尚志鈞：《神農本草經校注》（北京：學苑出版社，2008），頁 131。
[109] 尚志鈞：《神農本草經校注》（北京：學苑出版社，2008），頁 154。

而後《名醫別錄》[110,111]、《本草經集注》[112,113]、《新修本草》[114,115]至《千金翼方》[116,117]，均沿襲《神農本草經》「瞿麥」、「髮髮」之內容，並未有新解。

　　在《新修本草》之前的本草學著作，都是私撰。《新修本草》在討論藥物時，亦會附以方書。但是，書中很多時候沒有明確引用某書，但亦有值得留意的地方。[118]陶弘景《本草經集注・序》自言隱居茅嶺，覽本草藥性，於是「輒苞綜諸經，研括煩省」，綜合各家本草，去其重複，而以《神農本草經》三品之說，及其收載的三百六十五種藥爲基礎，配合自己所撰《名醫別錄》，撰成《集注》。在《本草經集注》完成後，陶弘景實際上對本草知識進行一次清理。[119]

　　本草的重要性，可以由本草如何做爲國家醫師統一的處方來看，國家對本草監察的權力，可以從法令、考試兩方面考察。唐高宗永徽三年，下

110　尚志鈞：《名醫別錄（輯校本）》（北京：人民衛生出版社，1986），頁73。

111　尚志鈞：《名醫別錄（輯校本）》（北京：人民衛生出版社，1986），頁73。

112　尚志鈞：《本草經集注（輯校本）》（北京：人民衛生出版社，1994），頁292。

113　尚志鈞：《本草經集注（輯校本）》（北京：人民衛生出版社，1994），頁392。

114　尚志鈞：《唐・新修本草（輯復本）》（安徽：安徽科學技術出版社，1981），頁217。

115　尚志鈞：《唐・新修本草（輯復本）》（安徽：安徽科學技術出版社，1981），頁365。

116　〔唐〕孫思邈：《千金翼方》（北京：人民衛生出版社，1994，清翻刻元大德梅溪書院本），卷之二，頁26。

117　〔唐〕孫思邈：《千金翼方》（北京：人民衛生出版社，1994，清翻刻元大德梅溪書院本），卷之二，頁40。

118　范家偉：《大醫精誠》，頁102。

119　范家偉：《大醫精誠》，頁82。

令以長孫無忌領銜，編纂《唐律疏議》，其中對醫師爲人合藥而殺人的律令，如果不依今「古藥方及本草」而醫死病人，須負刑責。在魏晉南北朝時代各家本草對藥性仍然分歧時，恐怕無法執行。唐朝國家既然頒布標準的《新修本草》，民間醫師行醫處方，所謂「本草」必以《新修本草》爲據。其次，太醫署醫生必須習本草，也是考核範圍。乾元元年立下的制度是以醫術入仕者，須策《本草》二道。自此無論太醫署醫師或自習醫者，欲以醫術入仕，本草是必考一科，而《本草》當然以國家頒下爲準。[120]

當然，這些官醫所處的藥方，是很零碎的，既不成體系，也沒有醫學理論可言，通常只是針對某一種疾病或病情而所處的藥方。因此，這類藥方必然經過搜集、抄錄的過程，才能集中在一起。[121]

在相當北宋時期的日本平安時代，丹波康賴所編成的醫學著作《醫心方》，此書以巢元方《諸病源候論》爲底本，參酌《素問》、《千金方》等百餘本隋唐的方書，雖亦包含《本草經》相關內容，但由於其卷三十只包含五穀部、五果部、五肉部及五菜部的本草內容，因此未包含「瞿麥」、「髮髮」。在《醫心方》中：

《卷第三十・五穀部第一》：「白角豆 崔禹云：味鹹，少冷，無毒，主下氣，治關格，蒸煮食之，止饑，益人」。[122]

《卷第三十・五肉部第三》：「海月 崔禹云味辛，大冷，無毒。主利大小腸，除關格、黃疸、消渴，貌似月，在海中，故以名之。」[123]

120　范家偉：《大醫精誠》，頁 84。
121　范家偉：《大醫精誠》，頁 72。
122　高文柱：《醫心方》（北京：華夏出版社，2011），頁 621。
123　高文柱：《醫心方》（北京：華夏出版社，2011），頁 638。

此二處均是引《崔禹錫食經》指出白角豆及海月均可療「關格」。不過由白角豆條文內容的敘述並無法明瞭「關格」的症狀，但由海月「主利大小腸」的敘述，若以中醫理論而言，應是與大小二便有關。

而北宋蘇頌所編《本草圖經》開始引《姚僧垣方》指出：

吳茱萸：「主大小便卒關格不通」[124]

薄荷：「近世醫家治傷風，頭腦風，通關格及小兒風涎，爲要切之藥」。[125]

據尚志鈞所考證，《本草圖經》引本草書名 24 種，但《本草圖經》所說的《本經》，不一定是《神農本草經》，而是泛指《本草圖經》以前諸本草。[126]因此「瞿麥」、「髮髲」能治療「關格」的說法卻都未出現在《本草圖經》中，這也可支持尚志鈞對說法，《本草圖經》所參照的本草書籍與現存的《神農本草經》之間應有一定的差異存在。

北宋・唐愼微所編《證類本草》是在掌禹錫《嘉祐本草》和蘇頌《本草圖經》基礎上，另列所出經史方書凡 247 家，其中包含民間方書、各家醫藥名著以及經史傳記、佛書道藏中的有關本草學記載，整理編著而成的。因此整理出有關「關格」的藥物突然增加許多，除了《本草圖經》所

---

[124] 尚志鈞：《本草圖經》（安徽：安徽科學技術出版社，1994），頁 369。
[125] 尚志鈞：《本草圖經》（安徽：安徽科學技術出版社，1994），頁 584。
[126] 尚志鈞：《本草人生－尚志鈞本草論文集》（北京：中國中醫藥出版社，2010），頁 322。

含的吳茱萸[127]及薄荷[128]外，其中瞿麥、[129]髮髲、[130]亂髮、[131]通草、[132]滑石、[133]鬱李仁[134]均為小便不通或利水道使用，而王瓜、[135]葫、[136]皂莢、[137]冬葵子[138]是用治「關格大小便不通」。其後《增廣和劑局方藥性總論》的內容也脫不出《證類本草》的藥物種類，記載治「關格」的藥物有瞿麥，[139]通草，[140]鬱李仁，[141]亂髮。[142]

　　至此，由以上藥物的治療內容來說，可知北宋以前，以藥物的臨床使用觀點而言，「關格」有單指小便不利，也有指大小便不通的意義。

　　在南宋後的書籍，有《珍珠囊補遺藥性賦》記載「瞿麥」、[143]「郁李

127　〔宋〕唐慎微：《證類本草》（上海：上海古籍出版社，1991），卷13，頁21。

128　〔宋〕唐慎微：《證類本草》，卷28，頁31。

129　〔宋〕唐慎微：《證類本草》，卷8，頁47。

130　〔宋〕唐慎微：《證類本草》，卷15，頁2。

131　〔宋〕唐慎微：《證類本草》，卷15，頁2。

132　〔宋〕唐慎微：《證類本草》，卷8，頁39。

133　〔宋〕唐慎微：《證類本草》，卷3，頁48。

134　〔宋〕唐慎微：《證類本草》，卷14，頁35。

135　〔宋〕唐慎微：《證類本草》，卷9，頁14。

136　〔宋〕唐慎微：《證類本草》，卷29，頁7。

137　〔宋〕唐慎微：《證類本草》，卷14，頁16。

138　〔宋〕唐慎微：《證類本草》，卷27，頁5。

139　佚名：《珍本醫籍叢刊：增廣和劑局方藥性總論》（北京：中醫古籍出版社，2004），頁43。

140　佚名：《珍本醫籍叢刊：增廣和劑局方藥性總論》，頁43。

141　佚名：《珍本醫籍叢刊：增廣和劑局方藥性總論》，頁92。

142　佚名：《珍本醫籍叢刊：增廣和劑局方藥性總論》，頁96。

143　〔元〕李東垣：《珍珠囊補遺藥性賦》（上海：上海科學技術出版社，1986），頁51。

仁」[144]治關格，《醫學啓源》[145]、《嶺南衛生方》[146]、《衛生寶鑒》[147]及《湯液本草》[148]均只記載「瞿麥」治療「諸癃閉（結）小便不通」之症狀。因此可見在宋元前的本草類書籍幾乎都記載「關格」意指小便不通，只有《證類本草》摘錄自《小品方》、《集驗方》、《刪繁方》的部分藥物，如王瓜，皂莢，冬葵子，葫（大蒜），則意指大小便不通。有關上述各本草典籍中藥物的內容敘述可參見附錄圖。

第三節　傷寒論「關格」

　　《傷寒論》在唐代開始被史書記載，只是尚未被稱爲《傷寒論》。《隋書》〈經籍志〉中記載有《張仲景方》十二卷，《張仲景療婦人方》二卷。注引《梁七錄》，有《張仲景辨傷寒》十卷。《舊唐書》〈經籍志〉中記載了王叔和撰《張仲景藥方》十五卷。《新唐書》〈藝文志〉有：「《王叔和張仲景方》十五卷，又《傷寒卒病論》十卷。」這些著作與後世的《傷寒論》內容是否相同不得而知，但是可以知道在唐朝之前，已有許多不同卷數的《傷寒論》版本流傳於世。[149]

---

[144] 〔元〕李東垣：《珍珠囊補遺藥性賦》，頁 51。
[145] 任應秋：《醫學啓源》（北京：人民衛生出版社，1978），頁 194。
[146] 〔元〕釋繼洪：《嶺南衛生方》（北京：中醫古籍出版社，1983），頁 192。
[147] 〔元〕羅天益：《衛生寶鑒》（北京：人民衛生出版社，1987），頁 348。
[148] 〔元〕王好古：《湯液本草重刊》（台中：華夏文獻資料出版社，1987），頁 131。
[149] 維基百科：傷寒雜病論。取自 https://zh.wikipedia.org/wiki/傷寒雜病論（民 107 年 2 月 28 日檢索）。

據葉發正研究，漢唐之間是傷寒各家並存的局面，包括有華陀、張仲景、王叔和脈法，以及葛洪《肘後方》之傷寒、陳延之《小品方》之傷寒、陶弘景《輔行訣臟腑用藥法要》之傷寒、深師《深師方》之傷寒、姚法衛《集驗方》之傷寒、甄立言《古今驗錄》之傷寒、巢元方《諸病源候論》之傷寒、宋俠《經心錄》之傷寒、崔知悌《纂要方》之傷寒、張文仲《隨身備急方》之傷寒、孫思邈《千金要方》、《千金翼方》之傷寒，到孫思邈《千金翼方》後才由諸說並存到獨宗仲景。[150]

孫思邈在編纂《千金要方》時，所收編入的傷寒條文，是唐前《傷寒雜病論》的殘缺不全的版本，由此感嘆「江南諸師祕《仲景要方》不傳」，這是中醫醫學史界的共識。由於是不傳，而不是失傳，孫思邈經過三十餘年的尋求，終於獲得古本《傷寒論》的單行本，並收編入《千金翼方》中。[151]依據學者的考證，我們似乎可得出《唐本傷寒論》的藍本取自《金匱玉函經》，但經孫思邈改編後收入《千金翼方》中。[152]

漢代張仲景的傷寒雜病論原著本已散逸，據研究，北宋林億根據《小品方》、《敦煌文書》、《諸病源候論》、《脈經》、《千金要方》、《千金翼方》、《外台祕要》、《醫心方》、《太平聖惠方》、《金匱玉函經》所遺內容校定出《宋版傷寒論》。

根據《宋版傷寒論·平脈法篇》之所述，「關格」一指不得小便，頭汗出的危重症狀：

「南方心脈，其形何似。師曰：心者火也，名少陰，其脈洪大而長，是心脈也，心病自得洪大者愈也。假令脈來微去大，故名反，病

---

[150] 葉發正：《傷寒學術史》（武昌：華中師範大學出版社，1995），頁 15-51。

[151] 李順保：《傷寒論版本大全》（北京：學苑出版社，2000），頁 362。

[152] 李順保：《傷寒論版本大全》，頁 363。

在裏也。脈來頭小本大者，故名覆，病在表也。上微頭小者，則汗出。下微本大者，則爲 關格 不通，不得尿。頭無汗者可治。有汗者死。」[153]

二指病症，指出吐逆、小便不利爲關格：

「寸口脈浮而大，浮爲虛，大爲實。在尺爲關，在寸爲格。關則不得小便，格則吐逆」。[154]

「趺陽脈伏而濇，伏則吐逆，水穀不化，濇則食不得入，名曰 關格 」。[155]

有學者論述，平脈法篇疑爲隋唐後人託作[156]，亦有學者論述「平脈法篇」疑爲王叔和所作[157]，也有學者認爲是仲景原作[158,159]，因此深入研究是否自宋版《傷寒論》校訂後始有「平脈法篇」的出現是重要的。以目前可見到北宋前的傷寒相關版本中均未出現「平脈法篇」之內容，亦根據宋版《傷寒論》前的《神農本草經》、《諸病源候論》及《千金翼方》均未提及吐逆，小便不利爲「關格」，可佐證經校訂後的宋版《傷寒論》方有「平脈法篇」的論述。

---

[153] 李順保：《傷寒論版本大全》，頁 397。

[154] 李順保：《傷寒論版本大全》，頁 398。

[155] 李順保：《傷寒論版本大全》，頁 398。

[156] 杜雨茂：《傷寒論研究文獻摘要》（西安：陝西科學技術出版社，1988）。

[157] 林佳靜、伍悅：《張仲景及其著作考證》（北京：學苑出版社，2008），頁 73-74。

[158] 劉世恩、毛紹芳：《當代名醫論仲景傷寒》（北京：學苑出版社，2008），頁 688。

[159] 錢超塵：《傷寒論文獻通考》（北京：學苑出版社，1999），頁 9-10。

《傷寒九十論》將《難經》的「關格覆溢脈」與仲景「平脈法篇」內容結合，提出「格陽關陰證」，云：

> 「張養愚患傷寒，八九日以上。吐逆，食不得入，小便窒閉不通。醫作胃熱而吐，傳入膀胱，則小便不通也。予診其脈寸口溢而尺覆。關中伏而不見。乃斷之曰，格陽關陰證也。陽溢於上不得下行。陰覆於下不得上達。中有關格之病。是以屢汗而不得汗也。予投以透膈散。三啜而吐止。小便利而解」。「……故其病吐逆，名爲外格，陰不得上浮入尺爲覆，故其病；小便不通，爲內關，此 關格之異 也。」[160]

並提出「關格病」的脈象：

> 關脈沉伏而澀，尺寸有覆溢者，關格病 也。[161]

遂使「關格」一詞的意義不同於本草所述之小便不利或大小便不利之症，也異於醫經、傷寒論尺寸覆溢之關格，而將吐逆，小便不利定義爲「內外關格」之證。也可能因爲其敘述「中有關格之病」及「其病吐逆，名爲外格」的說法，使得後來有朱丹溪將「關格」的病機定位於中焦的說法。

其中有則特別記載於《本草衍義·序例下》的關格驗案一則：

> 有婦人病吐逆，大小便不通，煩亂、四肢冷，漸無脈，凡一日半，與大承氣湯兩劑，至夜半漸得大便通，脈漸生，望日乃安。此 關格之

---

160 劉景超、李具双：《許叔微醫學全書：傷寒九十論》（北京：中國中醫藥出版社，2006），頁 77。
161 劉景超、李具双：《許叔微醫學全書：傷寒九十論》，頁 77。

病，極難治，醫者當審謹也。《經》曰：關則吐逆，格則不得小便。如此亦有不得大便者。」[162]

本文醫案與《雞峰普濟方・卷十・治大小便不通等方》一節的內容有雷同之處：

奉職趙令儀妻忽吐逆，大小便不通，煩亂，四肢漸冷，無脈，凡一日半，與大承氣湯一劑，至夜半漸得大便通，脈漸生，翌日乃安。此關格之病，極爲難治，兆所見者，惟此一人。」[163]

此兩書內容症治均相同。由此可見《雞峰普濟方》成書應在《本草衍義》之前，由孫兆及張銳的年代考，[164,165]亦可推論《雞峰普濟方》的作者應爲孫兆。因此可見得「關則吐逆，格則不得小便」的說法應當在宋版《傷寒論》（1065AD）之後才出現，也可印證時氏認爲南宋之後才突破「關格」僅指大小便不通之說法。[166]

成無己的《注解傷寒論》除了有「平脈法篇」的內容外，在「辨陽明病脈證並治法第八」：「陽明中風，脈弦浮大而短氣，腹部滿，脅下及心痛，久按之氣不通，鼻乾不得汗，嗜臥，一身及面目悉黃，小便難，有潮熱，

---

162 曹炳章：《中國醫學大成（四十八）：重刊本草衍義》（上海：上海科學技術出版社，1990），卷3，頁2。

163 〔宋〕張銳：《雞峰普濟方》（上海：上海科學技術出版社，1987），卷10，頁24。

164 杜勇：〈《雞峰普濟方》作者考〉，《中華醫史雜志》，2003，（03），頁43-45。

165 張宗棟、張薛：〈《雞峰普濟方》作者考辨〉，《中華醫史雜志》，2004;（03），頁21-25。

166 時振聲：《時門醫述》（北京：中國醫藥科技出版社，1994），頁393。

時時噦，耳前後腫，刺之小瘥」[167]之註解中提到「關格」之疾的症狀。

> 註云：「若其脈但浮而不弦大，無諸裏證者，是邪但在表也，可與麻黃湯以發其汗；若不尿腹滿加噦者，關格之疾也，故云不治，《難經》曰：關格者，不得盡其命而死。」[168]

　　這也未提及與大便不通有關。曾有學者提出成無己在註解傷寒論時可能採用了民間流傳本及宋本作注釋[169]，因此可以認爲成氏註解《傷寒論》時「關格」一詞仍與吐逆及小便不通有關。故「關格」一詞的涵義在宋版《傷寒論》出現後逐漸變成以「格則吐逆、關則小便不利」爲主的一種說法，也逐漸影響後代醫家對「關格」的認識。

第四節　方書論「關格」

　　歷來研究中國醫學史，論說中國醫學發展，大多從經典傳承、醫著及醫家入手。以《黃帝內經》、《難經》等經典爲代表的醫學理論知識固然是中國醫學的基礎，但對於患者或一般人而言，這種醫學理論知識對患者解除疾病痛苦，既不急切，而患者也不一定具備足夠知識來理解。在有須要或危急時，能夠迅速地取有效用藥方，反而最爲迫切的。這類所謂「傳而

---

167 張國駿：《成無己醫學全書：注解傷寒論》（北京：中國中醫藥出版社，2006），頁 110。
168 張國駿：《成無己醫學全書：注解傷寒論》，頁 110。
169 李玉清：〈《注解傷寒論》所據祖本考〉，《中華醫史雜志》，1999；（02），頁 104-108。

有信」的藥方，只是單行驗方，目的爲患者開方治病，不是在傳授醫學知識，故不涉及深奧的醫學理論，才能方便地傳遞。當然，書中也不需抬出黃帝、岐伯的名字。[170]

魏晉南北朝醫學發展的一個重要特色，是大批記述經驗方書的出現。[171]於《隋書‧經籍志》中所記載的醫書中，共計二百五十六部，共四千五百一十卷，如果將連附於每部醫著下所列醫書計算在內，則共四百一十六部。而這些載錄的醫著，每每冠以其人爲姓名，代表著他們臨床經驗的總集或搜集的驗方，例如：《羊中散要方》、《范東陽方》、《殷荊州要方》之類。這大批方書成爲魏晉南北朝醫學的重要遺產。[172]有人統計除了養生、煉丹、食經、療馬等書籍外的醫學書共 3593 卷，中醫方書類就佔 3714 卷，佔94%[173]。

因此在醫學發展的初期，醫方類典籍是臨症治療最直接的醫療紀錄，也因此實際記錄了醫家所使用及認定的病名、症狀與治療用藥用方。

「關格」一詞於方書中最早見於葛洪《肘後備急方》，其症狀爲大小便不通。

> 葛氏療 卒關格 大小便并不通，支滿欲死，二、三日則殺人方。取鹽，以苦酒和，塗臍中，乾復易之。　又方：葵子二升，水四升，煮取一升，頓服之。內豬膏如雞子一丸，亦佳。[174]

而後有《小品方》

---

[170] 范家偉：《大醫精誠》，頁 165-166。

[171] 廖育群等：《中國科學技術史：醫學卷》，頁 197-198。

[172] 范家偉：《大醫精誠》，頁 20。

[173] 賈得道：《中國醫學史略》（太原：山西科學技術出版社，1993），頁。

[174] 尚志鈞：《補輯肘後方》（安徽：安徽科學技術出版社，1983），頁 148。

《小品方・卷第四・治發黃患淋諸方》

地膚湯，治下焦諸結熱，小便赤黃，數起出少，大痛或便血者，溫病後餘熱，及霍亂後當風取熱，過度飲酒房勞，及步行冒熱，冷飲逐熱，熱結下焦及 散石熱動關格 ，少腹堅，胞脹如鬥大，諸淋服之即通方。

地膚草（三兩）　知母　豬苓（去皮）　瞿麥　黃芩　升麻　通草（各二兩）　海藻（一兩）　葵子（一升）　枳實（二兩，炙）。

上十味，切，以水九升，煮取三升，分三服。大小行皆閉者，加大黃三兩；婦人房勞，腎中有熱，小便難不利，腹滿痛，脈沉細者，加豬腎一具。[175]

小便不通及關格方 。

取生土瓜根，搗取汁，以少水解之於筒中，吹納下部即通，祕方。[176]

由上述內容指出有治小便不利，而土瓜根汁或又可治大便不通之症狀。

唐・孫思邈的《備急千金要方》搜集了唐以前能看到的醫藥治方的資料，除了記載以大小便不通為「關格」外，最大的特點是結合及發揮了《黃帝內經》逆四時的病理狀態及《刪繁方》的五臟勞論，[177]在《卷十一・肝臟・肝勞第三》將逆春氣者命名曰「肝勞」：

---

[175] 湯萬春：《小品方輯錄箋注》（安徽：安徽科學技術出版社，1990），頁90。

[176] 湯萬春：《小品方輯錄箋注》（安徽：安徽科學技術出版社，1990），頁90。

[177] 金度勳：〈《刪繁方》的輯復研究〉《中華中醫藥學會第八屆內經學術研討會論文集》（廣州：中華中醫藥學會，2006），頁182。

「論曰：肝勞病者，補心氣以益之，心旺則感於肝矣。人逆春氣則足少陽不生，而肝氣納變，順之則生，逆之則死，順之則治，逆之則亂，反順爲逆，是謂 關格 ，病則生矣。

治肝勞虛寒， 關格 勞澀閉塞不通，毛悴色夭，豬膏酒方。豬膏 薑汁（各四升）上二味，以微火煎取三升，下酒五合和煎，分爲三服。

治肝虛寒勞損，口苦，關節骨疼痛，筋攣縮，煩悶。虎骨酒補方。」[178]

之後於《卷十三・心臟方・心勞第三》[179]、《卷十七・肺臟方・肺勞第三》[180]、《卷十九・腎臟方・腎勞第三》[181]亦分別將五臟逆四時之狀態命名爲心勞、肺勞、腎勞病，並於其後敘述症狀及用方，也因此將內經理論與實際疾病的症治結合在一起。

這又異於方書所述之大小便不通，而是以內經的臟腑辨病爲主去闡述「關格」的意義。這說明孫思邈對「關格」的認識並非如時振聲所述，只沿用《諸病源候論》大小便不通之說。[182]

尤其在《備急千金要方・卷二十・膀胱腑方・三焦虛實第五》：

「治中焦實熱閉塞，上下不通 隔絕關格 不吐不下腹滿膨膨喘急， 開關格 ，通隔絕，大黃瀉熱湯方。」[183]

---

178 〔唐〕孫思邈：《備急千金要方》（北京：人民衛生出版社，1995，江戶醫學影北宋本），卷 11，頁 209。

179 〔唐〕孫思邈：《備急千金要方》，卷 13，頁 238。

180 〔唐〕孫思邈：《備急千金要方》，卷 17，頁 308。

181 〔唐〕孫思邈：《備急千金要方》，卷 19，頁 343。

182 時振聲著：《時門醫述》（北京：中國醫藥科技出版社，1994），頁 393。

183 〔唐〕孫思邈：《備急千金要方》（北京：人民衛生出版社，1995，江戶醫學影北宋本），卷 20，頁 364。

川大黃（切，以水一升浸） 黃芩 澤瀉 升麻 芒硝（各三兩） 羚羊角 梔子（各四兩） 元參（八兩） 地黃汁（一升）

上九味咀，以水七升，煮取二升三合，下大黃更煮兩沸，去滓，下硝，分三服。

這是「關格」一詞在宋版《傷寒論》之前與中焦病機有關的唯一論述，但視其用方仍爲通下之大黃，但也因此可能對後代醫家將「關格」的意義由中焦病機演變爲與嘔吐有關的症狀提供思路。此外，有學者論述孫思邈在編纂《千金翼方》時曾得仲景傷寒論原本[184]，但在唐本《傷寒論》中並未見到宋版《傷寒論》「平脈法篇」的內容，也可說明「平脈法篇」可能出自宋版《傷寒論》。

唐·王燾《外台祕要》是中醫方書名著之一，與《千金方》等齊名。撰於公元 752 年，係匯集唐代及唐以前數十種醫著分類編成。全書四十卷，分 一千一百另四門，收載醫方六千餘首。每門記述先論後方，所引之處皆有出處。[185]此書主要收集了東漢至唐的方書，其中醫論部分以巢元方的《諸病源候論》爲主，醫方部分則以參照孫思邈《千金方》者爲多。[186]

不過在《外台祕要·卷第二十七》中可見到收集許多與「關格」相關的內容：

《卷第二十七·大便失禁並 關格 大小便不通方二十二首》
《病源》：大便失禁者，大腸與肛門虛冷滑故也，肛門，大腸之候也，俱主行糟粕，既虛弱冷滑，氣不能溫制，故使大便失禁。

---

[184] 王立子：《宋本《傷寒論》刊行前《傷寒論》文獻演變簡史》（北京：北京中醫藥大學中國醫史文獻研究所博士論文，2004），頁 96。
[185] 湯萬春：《三百種醫籍錄》（台北:啓業書局有限公司，1986），頁 170。
[186] 甄志亞：《中國醫學史》（北京：中醫古籍出版社，1987），頁 105-106。

又[關]格大便不通，謂之內關，小便不通，謂之外格，二便俱不通，為[關格]也，由陰陽氣不和，營衛不通故也，陰氣大盛，陽氣不得營之，曰內關，陽氣大盛，陰氣不得營之，曰外格，陰陽俱盛，不得相營，曰[關格]，[關格]則陰陽之氣痞結，腹內脹滿，氣不行於大小腸，故[關][格]而大小便不通也，又風邪在三焦，三焦約者，則小腸痛內閉，大小便不通，日不得前後而手足寒者，為三陰俱逆，三日死也，診其脈來浮牢且滑直者，不得大小便也。（並出第十四卷中）

《集驗》：療[關格之病]，腸中轉痛，不得大小便，一日一夜，不瘥欲死方。

芒硝三兩，紙三重裹，於炭火內燒令沸，安一升水中盡服之，當先飲溫湯一二升以來，吐出，乃飲芒硝汁也。（肘後同）

《備急》：葛氏療[猝關格]，大小便不通，支滿欲死，二三日則殺人方。

鹽以苦酒和，塗臍中，乾又易之。（必效同）

姚氏：風寒冷氣入腸，忽痛堅急如吹狀，大小便不通，或小腸有氣結，如升大脹起，名為[關格病]。

《古今錄驗》：療[關格]大小便不通方。

以水三升，煮鹽三合使沸，適寒溫，以竹筒灌下部，立通也。

《經心錄》：療[關格]大小便不通方。

芒硝　烏梅　榆白皮（各五兩）　芍藥　杏仁（去皮尖各四兩）麻子仁（三兩）　大黃（八兩）

上七味切，以水七升，煮取三升，分為三服，一方無烏梅，加枳實乾地黃各二兩。[187]

---

[187] 張登本：《王燾醫學全書》（北京：中國中醫藥出版社，2006），頁674-675。

《卷第二十七‧關格脹滿不通方四首》

《千金》：療 關格 脹滿不通方。

芍藥（六分）　芒硝（六分）　黃芩（五分）　杏仁（八分去皮尖）
大黃（八分）

上五味末之，蜜和丸如桐子，飲下十丸，日二服良。

又療脹滿 關格 不通方。

吳茱萸（一升熬）　乾薑　大黃　桂心　當歸　芍藥　甘草（炙）
芎藭（各二兩）　雄黃（三分研）　人參　細辛（各四兩　眞珠（一
分研）　桃白皮（一握）

上十三味切，以水一鬥，煮取三升，去滓，納雄黃眞珠末，酒一
升，微火煎三沸，服一升，得下即止，不必盡也，每服如人行十裏久，
進之。（並出第十五卷中）[188]

　　因此從以上《肘後備急方》、《小品方》、《集驗方》及許多其他方書中
症狀的敘述，以及方劑的組成可見到有大黃、芒硝等利大便之藥物，認爲
在北宋前的方書中，「關格」或「關格病」一詞的意義應指小便不通、大
便不通或大小便均不通之症狀。這與北宋前的本草書籍論述「關格」之涵
義有一致性，但與宋版《傷寒論》之論述則明顯不同，這也可印證宋版《傷
寒論》後「關格」始與吐逆，小便不通有關。

　　因此《外台祕要》突破了六經辨證的模式，確立了「病的方矢」的治
病原則。《備急千金要方》儘管重於臨床施治之法，但思維仍未脫出臟腑
辨證的窠臼。《外台祕要》卻把症侯、症狀作爲治療的靶子，將方藥治法

188　張登本：《王燾醫學全書》，頁 675-676。

當成箭矢，目標集中，治療對路，非常符合邏輯思維的規律。[189]

之後在《太平聖惠方》、[190,191,192,193,194,195,196]《聖濟總錄》[197]與《千金寶要》[198]中，「關格」的相關內容均脫不出《備急千金要方》的方書內容，以二便不通及五臟勞作爲「關格」的主要症狀及涵義。

然而，在宋・王貺《全生指迷方・卷四・嘔吐》：

> 「嘔吐者，由清濁不分，中焦氣痞。若心下牢大如杯，或時寒時熱，朝食則暮吐，暮食則朝吐，關脈弦緊，弦則爲虛，緊則爲寒，虛寒相搏，此名爲格，與 關格 同也，是謂反胃，青金丹、朴附丸主之。」[199]

這可能是由《宋本傷寒論》：「傷寒本自寒下，醫復吐下之，寒格更逆吐下，若食入口即吐，屬乾薑黃連黃芩人參湯」[200]說法引申出的內容，將

---

[189] 郝懷斌、劉少明：〈《外台秘要》醫學價值的再認識〉，《中華醫史雜志》，1998，（04），頁 56-58。

[190] 〔宋〕王懷隱等：《太平聖惠方》（台北：新文豐出版公司，1995，烏絲蘭鈔本），卷 26，頁 2171。

[191] 〔宋〕王懷隱等：《太平聖惠方》，卷 26，頁 2178。

[192] 〔宋〕王懷隱等：《太平聖惠方》，卷 26，頁 2196。

[193] 〔宋〕王懷隱等：《太平聖惠方》，卷 26，頁 2207。

[194] 〔宋〕王懷隱等：《太平聖惠方》，卷 28，頁 3622-23。

[195] 〔宋〕王懷隱等：《太平聖惠方》，卷 58，頁 5414。

[196] 〔宋〕王懷隱等：《太平聖惠方》，卷 60，頁 5792-93。

[197] 百家諸子中國哲學書電子化計劃：維基->聖濟總錄，http://ctext.org/wiki.pl?if=gb&res=964188

[198] 〔宋〕郭思：《千金寶要》（北京：人民衛生出版社，1986），頁 131。

[199] 〔宋〕王貺：《全生指迷方》（文淵閣四庫全書電子版，上海人民出版社，2005），卷 4，頁 83。

[200] 李順保：《傷寒論版本大全》（北京：學苑出版社，2000），頁 475。

因傷寒誤吐下引起的中焦陰陽不和的症狀稱爲格，也通「關格」，但已失《傷寒論》的原意；亦有可能如上所述是由《備急千金要方》所衍生而來的涵義。但其義應如原文所述屬於「嘔吐」或「反胃」，與「關格」的危重狀態及二便不通的意義有相當大的差距。

而後的《普濟本事方・卷第九・傷寒時疫（下）・治結胸灸法》

「陰毒傷寒，關格不通、腹脹喘促、四肢逆冷亦依此灸之，氣通可治。

巴豆十四枚 黃連七寸，和皮用上搗細，用津唾和成膏，填入臍心，以艾灸其上。腹中有聲，其病去矣。不拘壯數，病去爲度。才灸了，便以溫湯浸手帕拭之，恐生瘡也。」[201]

從腹脹喘促及灸後腹中有聲，及使用巴豆、黃連之藥物，可知此言「關格不通」與大便不通有關。

宋・陳言《三因極一病證方論》全書十八卷，類分一百八十門，共載方劑一千零五十餘首。本書在分論各科病證之前，首敘醫學總論，其中病因一項，爲理論重點，全面地論述了「三因學說」。把複雜的病因分爲三類，即內因、外因和不內外因。中醫的「三因致病學說」源於《內經》，奠基於《金匱要略》，至本書而發展確立爲病因學說，成爲整個中醫理論體系的組成部分，這也是本書命名的原意。本書所載醫方有不少未見于以前醫學文獻。[202]本書「關格」相關內容如下：

《卷之八・心主三焦經虛實寒熱證治・潤焦湯》

---

[201] 〔宋〕許淑微：《普濟本事方》（台北：新文豐出版公司，1987，日本享保（二十一年）刊本），卷9，頁321。
[202] 裘沛然主編：《中國醫籍大辭典》，（上海：上海科學技術出版社，2002），頁390。

潤焦湯

治三焦實熱，目兌眥急痛，腰脅熱，脊背連膻中煩悶，飲食未定，頭面汗出，關格不通，不吐不下；或氣逆不續，走哺不禁，或洩瀉，溺澀遺歷。

地骨皮 半夏（湯洗，七次） 柴胡（去苗） 澤瀉（各五兩） 茯苓 麥門冬（去心） 甘草（炙） 人參（各一兩）

上銼散。每服四錢，水二盞，薑五片，竹茹如指大，煎七分，去滓，空心服。203

《卷之八・五勞證治・豬膏湯》

豬膏湯

治肝勞實熱，關格牢澀，閉塞不通，毛悴色天。

豬膏 生薑汁（各二升） 青蒿汁天門冬汁（各一升）

上以微火，銀石器內熬成膏。每服一匙，酒湯調下，不拘時候。

虎骨酒

治肝勞虛寒，口苦，關節疼痛，筋攣縮，煩悶。204

《卷之九・尿血證治・髮灰散》

髮灰散

治小便尿血，或先尿而後血，或先血而後尿，亦遠近之謂也。

髮灰（《本草》云：能消瘀血，通關格，利水道，破癥瘕癥腫，及狐尿刺、屍疰、雜瘡，療轉胞，通大小便，止咳嗽鼻衄）

---

203 〔宋〕陳言：《三因及一病證方論》（文淵閣四庫全書電子版，上海人民出版社，2005），卷8，頁208。

204 〔宋〕陳言：《三因及一病證方論》（文淵閣四庫全書電子版，上海人民出版社，2005），卷8，頁219。

上一味，每服二錢，以米醋二合、湯少許調服，以井花水調亦得。兼治肺疽、心衄。內崩吐血一兩口，或舌上血出如針孔，若鼻衄，吹內立已。一法，棕櫚燒灰，米飲調下，大治大小便下血。又一法，同葵子等分爲末，飲服二錢，治轉胞尤妙。[205]

《卷之十・勞瘵治法・蛤蚧散》

蘇合香丸

治傳屍、骨蒸，殗殜、肺痿、痊忤、鬼氣、心痛、霍亂、時氣、瘴瘧等方。（方見九痛門）

此方盛行於世，大能安氣，卻外邪。凡病自內作，不曉其名者，服之皆效。最治氣厥，氣不和、吐利、榮衛關格 甚有神效。[206]

《卷之十二・祕結證治》

祕結證治

夫胃、大小腸、膀胱者，倉廩之本，營之居也，名曰器，能化槽粕轉味入出者也。人或傷於風寒暑濕，熱盛，發汗利小便，走枯津液，致腸胃燥澀，祕塞不通，皆外所因；或臟氣不平，陰陽關格，亦使人大便不通，名曰臟結，皆內所因；或飲食燥熱而成熱中，胃氣強澀，大便堅祕，小便頻數，謂之脾約，屬不內外因。既涉三因，亦當隨其所因而治之，燥則潤之，澀則滑之，祕則通之，約則緩之，各有成法。[207]

由此書內容可見，「關格」一詞由之前典籍的「關格不通」、「通關格」、

205　〔宋〕陳言：《三因及一病證方論》，卷9，頁253-254。
206　〔宋〕陳言：《三因及一病證方論》，卷10，頁276。
207　〔宋〕陳言：《三因及一病證方論》，卷12，頁343。

「關格病」，逐漸演變出「榮衛關格」、「陰陽關格」的說法，這可能是「關格」一詞由原本病名及症狀的說法，改變成病因病機敘述的一個轉捩點，使得「關格」的涵義更為豐富。

《嚴氏濟生方》則分別在《五痔腸風臟毒門・五痔論治》（原可見出自《太平聖惠方》）及《小便門・淋利論治・地膚子湯》（原可見出自《小品方》）兩門將「關格」分別認為是大便或小便不通的狀態。

《五痔腸風臟毒門・五痔論治》

「痔凡有五，即牡痔、牝痔、腸痔、脈痔、血痔是也。素問云：因而飽食，筋脈橫解，腸澼為痔。多由飲食不節，醉飽無時，恣食肥膩，久坐濕地，情欲耽著，久忍大便，遂使陰陽不和，關格壅塞，風熱下衝，乃成五痔。肛門生妒，或左或右，或內或外，或狀如鼠奶，或形似櫻桃，或膿或血，或癢或痛，或軟或硬，或脊或腫，久而不治，則成漏矣。治之之法，切不可妄用毒藥，亦不可輕易割取，多致淹滯，惟當用穩重湯劑徐徐取效，不可不知。」[208]

《小便門・淋利論治・地膚子湯》

「治下焦結熱，小便赤黃不利，數起出少，莖痛或血赤，溫病後餘熱及霍亂後當風取涼過度，飲酒房勞，及行步冒熱，冷飲逐熱，熱結下焦，及散石熱動關格，小腹堅，胞脹如門，諸有此淋，悉皆治之。」[209]

但較有趣的是若以「牡痔」一詞再搜尋，最早可查見到《諸病源候論》，

---

[208] 〔宋〕嚴用和：《重輯嚴氏濟生方》（北京：中國中醫藥出版社，2007），頁176。
[209] 〔宋〕嚴用和：《重輯嚴氏濟生方》，頁108。

不過之後直到《太平聖惠方》[210]開始方有病機的敘述出現。

《仁齋直指方論》則分別載於《卷之一・總論・諸陰諸陽論》、[211]《卷之六・附：調理脾胃・調理脾胃方論》、[212]《卷之七・嘔吐・嘔吐方論》、[213]《卷之十三・霍亂吐瀉・吐瀉方論》、[214]《卷之十五・祕澀・小便不通方論》、[215]《卷之十八・腎氣・腎氣方論》[216]等篇，同樣認爲「關格」爲出現大小便不通症狀的危候。

《禦藥院方》是著名的元代宮廷醫家許國禎所著。該書以宋金元三朝禦藥院所製成方爲基礎，進行校勘，修改其錯誤，補充其遺漏，於至元四年（1267）刻板成書。全書共 11 卷，收方 1000 余首。其中含有「關格」的內容：

《禦藥院方・卷八・治雜病門・衝開散》

「治 關格不利 ，上焦有熱，胸中痞悶，小便澀少或不通。」

赤茯苓（去皮）　人參　陳皮（去白）　木通　檳榔（各一兩）　青皮（一分）　甘草（炙，半兩）

上爲粗散，每服五錢，水一盞半煎至七分，去滓溫服，食前以小便通利爲度。[217]

另元・危亦林在《世醫得效方》中可見：

210　〔宋〕王懷隱：《太平聖惠方》（台北：日信出版社，1980），頁 1864。
211　〔宋〕楊士瀛：《新刊仁齋直指附遺方論》（台北：新文豐出版公司，1995，明嘉靖庚戌（二十九年）新安朱刊本），卷 1，頁 10。
212　〔宋〕楊士瀛：《新刊仁齋直指附遺方論》，卷 6，頁 349。
213　〔宋〕楊士瀛：《新刊仁齋直指附遺方論》，卷 7，頁 375。
214　〔宋〕楊士瀛：《新刊仁齋直指附遺方論》，卷 13，頁 538。
215　〔宋〕楊士瀛：《新刊仁齋直指附遺方論》，卷 15，頁 604。
216　〔宋〕楊士瀛：《新刊仁齋直指附遺方論》，卷 18，頁 701。
217　〔元〕許國禎：《禦藥院方》（北京：中醫古籍出版社，1983，日本寬政戊午活字本影印），卷 8，頁 532。

《卷第二‧大方脈雜醫科‧痃癖‧傷寒遺事》

「頭汗，內外關格，小便不利，此爲陽脱，不治。」[218]

《卷第六‧大方脈雜醫科‧祕澀‧通治篇》：

「治大小便關格不通，經三五日者，用不蛀皂角燒灰，米湯調下，即通。」[219]

《卷第六‧大方脈雜醫科‧脹滿‧鼓脹篇》

「導氣丸，治諸痞塞關格不通，腹脹如鼓，大便結祕等證，又腎氣、小腸氣等，功效尤速。」[220]

以上均見到「關格」與大小便不通之症的相關性。

因此可見方書類典籍的內容多出自於《備急千金要方》及其之前的方書，均以「關格」來代表大小便不通之危重症狀。直到《全生指迷方》之後才有一些方書將嘔吐、吐逆列入關格的相關證候。

第五節　《諸病源候論》論「關格」

隋‧巢元方《諸病源候論》成書於公元 610 年（隋大業六年），共五十卷。是我國現存第一部論述病因、證候學專書。本書以《內經》基本理論，對 1739 種證候的病因、病機、病變，做了具體闡述，對後世醫學發

---

[218] 〔元〕危亦林：《世醫得效方》（北京：中醫中醫藥出版社，1996），頁 38。
[219] 〔元〕危亦林：《世醫得效方》，頁 100。
[220] 〔元〕危亦林：《世醫得效方》，頁 104。

展影響很大。[221]

　　宋以後目錄書漸僅載《巢氏諸病源候論》，可能吳氏之作已經散失（吳景、吳景賢當是一人），獨《巢氏病源》流傳後世。但大多分析，吳氏、巢氏《病源》，本爲一書，《四庫全書提要》認爲：「疑當時本屬官書，元方興景，一爲監修，一爲編撰。故或題景名，或提元方名，實止一書，《新唐志》偶然重出。」其根據大概是宋・宋綬序《巢氏病源》說：「《諸病源候論》者，隋大業中太醫巢元方等奉詔所做也。」隋朝的醫政制度已經比較完善，由有關機構編撰一書是可能的，從本書規模和範圍來看，說它是集體編撰而成也是可信的。巢元方生平事跡亦不詳，據《隋煬帝開河記》載，隋煬帝曾命巢元方診視大總管麻叔謀的「風逆病」，並治癒。說明他是一位醫術頗受皇帝信賴的醫官。[222]

　　《諸病源候論》的重要貢獻主要表現在兩個方面。對多種疾病病因的認識更明確；對病候表現的描述更準確。並能反映隋以前醫學的水平。且由本書可以反映出至隋我國各科無論是理論或臨床已經頗爲系統化了。

　　《諸病源候論》問世以後，首先受到唐代醫家的重視，《千金方》、《外台祕要》引用本書內容很多。宋代太醫局規定該書爲必修課程，而官方編輯的《太平聖惠方》基本上以本書綱目爲框架，且每門先引《諸病源候論》有關內容總論，然後匯集方藥。明代的《普濟方》亦沿用其分類法。[223]

　　《諸病源候論》中有關「關格」的內容如下：

　　《諸病源候論・卷之十四・大便諸病・關格大小便不通候》曰：

　　「關格者，大小便不通也。大便不通，謂之內關；小便不通，謂

　之外格；二便俱不通，爲關格也。由陰陽氣不和，榮衛不通故也。陰

221　湯萬春：《三百種醫籍錄》（台北:啓業書局有限公司，1986），頁 73。

222　魏子孝、聶莉芳：《中醫中藥史》（台北：文津出版社，1994），頁 155。

223　魏子孝、聶莉芳：《中醫中藥史》，頁 157-158。

-117-
「關格」一詞名義源流考

氣大盛，陽氣不得榮之，曰內關。陽氣大盛，陰氣不得榮之，曰外格。陰陽俱盛，不得相榮，曰關格。關格則陰陽氣痞結，腹內脹滿，氣不行於大小腸，故關格而大小便不通也。」[224]

《諸病源候論》成書略晚於《小品方》、《集驗方》。視其卷次標題可知是以大小便不通為「關格」。是結合《內經》理論，最早將「關格」之病因、病機、症狀作具體闡述的著作。其中對內關外格的陰陽狀態與難經所述不同，以前後二陰為內、外，其或因傳抄所致，或欲整合其所見書籍的內容，將大小便俱不通之表現稱為「關格」，乃有待討論。

元·王好古在《陰證略例》中，有一段話值得在「關格」意義的研究上去深究。

「此王注雖舉格陽為吐逆，關陰為不得溺，皆引正理為證以比之。大抵格陽關陰，亦豈止吐逆不得溺而已哉！至於上而不欲食，下而不得便，亦關格之病也，故易老有內傷之陰證，大意亦出於此。雲岐子別有關格一轉。上此一條，舉古人言外之意。」[225]

此內文的「王注」指的是唐·王冰所著，北宋林億校注的《重廣補注黃帝內經素問》一書，而「正理」則是指王冰補注此書時所引的《正理論》一書。

《重廣補注黃帝內經素問·六節臟象論第九》
「故人迎一盛，病在少陽，二盛病在太陽，三盛病在陽明，四

---

[224] 丁光迪：《諸病源候論校注》（北京：人民衛生出版社，2013），頁303。
[225] 〔元〕王好古：《陰證略例》（北京：中醫中醫藥出版社，2008），頁4。

盛已上爲格陽【陽脈法也。少陽膽脈也，太陽膀胱脈也，陽明胃脈也。《靈樞經》曰：「一盛而躁，在手少陽，二盛而躁，在手太陽，三盛而躁，在手陽明。」手少陽，三焦脈；手太陽，小腸脈；手陽明，大腸脈。一盛者，謂人迎之脈大於寸口一倍也，餘盛同法，四倍已上，陽盛之極，故格拒而食不得入也。《正理論》曰：「格則吐逆。」】。

寸口一盛，病在厥陰，二盛病在少陰，三盛病在太陰，四盛已上爲關陰【陰脈法也。厥陰肝脈也，少陰腎脈也，太陰脾脈也。《靈樞經》曰：「一盛而躁，在手厥陰，二盛而躁，在手少陰，三盛而躁，在手太陰。」手厥陰，心包脈也，手少陰，心脈也，手太陰，肺脈也。盛法同陽，四倍已上，陰盛之極，故關閉而溲不得通也。《正理論》曰：「閉則不得溺。」】。

人迎與寸口俱盛，四倍已上爲關格，關格之脈臝，不能極於天地之精氣則死矣【俱盛，謂俱大於平常之脈四倍也。物不可以久盛，極則衰敗，故不能極於天地之精氣則死矣。《靈樞經》曰：「陰陽俱盛不得相營，故曰關格。關格者，不得盡期而死矣。」此之謂也。】[226]

從這段話發現，其實在《正理論》就已有「閉則不得溺」及「格則吐逆」的說法，而《正理論》的成書當在唐・王冰《素問》之前，這也是唯一在宋版《傷寒論》前可見到醫經類古籍中與「吐逆、小便不通」有關的內容，然而爲何在宋版《傷寒論》前此種說法並未廣泛流傳，甚至在其他各類典籍中均未出現相關說法，則値得再進一步的探討。

元・《丹溪心法》首將「關格」別列一門，認爲「關格，必用吐，提其氣之橫格，不必在出痰也。有痰宜吐者，二陳湯吐之，吐中便有降。有

---

[226] 張登本、孫理軍：《王冰醫學全書》（北京：中國中醫藥出版社，2006），頁68。

中氣虛不運者，補氣藥中升降。寒在上，熱在下，脈兩手寸俱盛四倍以上。」[227]

　　而戴（元禮）云：「關格者，謂膈中覺有所礙，欲升不升，欲降不降，欲食不食，此謂氣之橫格也。」[228]

　　雖然關格門只有以上內容，並未明確提出「關格」症狀，但就《丹溪心法》一書「關格門」前後章節均為小便相關疾病（小便不通、小便不禁、淋、赤白濁），可推論其症狀應與小便有關，只是以「中氣不運」作為「關格」之病機敘述而已。

第六節　小結

　　本章首先試著以中醫文獻分類法探討「關格」一詞的涵義，可見到「關格」一詞在不同的典籍分類下有不同的涵義：

　　①醫經類主要闡釋為病名、病理狀態及危候之脈象；

　　②本草類則為小便不利或大小便不通之症狀；

　　③傷寒類則以吐逆、小便不利或吐逆、食不得入為主症；

　　④方書類則見以二便不通及五臟勞為關格之病或大小便不通之危重狀態。

　　筆者認為這種因時代背景所產生的差異在宋元之前最能明顯的見到。在北宋以前，「關格」一詞代表的涵義多認為是一種疾病。由《內經》所見，此病的起因在於不順四時養生之道所引起，但在本草及方書典籍

227　田思勝：《朱丹溪醫學全書》（北京：中國中醫藥出版社，2006），頁144。
228　田思勝：《朱丹溪醫學全書》，頁145。

中，醫家本于治療的直接性，大多記載的都是症狀及用方，且所用之藥或處方則以針對疾病的症狀爲主。

在《劍橋世界人類疾病史》一書中曾提到在宋末時期各類不同典籍的衝突性。

> 「有關到 13 世紀的宋朝末年，中國醫學問世約已 1200 年，兩種主要流派中間有一道分水嶺橫亙著。這兩種流派一是所謂的取類比象，一是實用主義的藥物治療。」[229]

《黃帝內經》和《難經》把這些取類比象的觀念聯繫到生理學、病原學和治療學。這個思想體系中唯一的治療模式是針刺（一定程度上還有飲食療法和針灸）。

《神農本草經》實際上全未涉及取類比象的概念。藥物學沿著自己的路線發展，從 1 世紀《神農本草經》中對 365 種藥物的描述，到公元 659 年第一部官方監修的《新修本草》中的 850 種藥物，再到北宋時期公元 960 年到 1126 年間刊行的《證類本草》中 1700 種以上的藥物。

爲什麼會出現這種涇渭分明的狀態，這或許可以從儒家—法家思想和道家的世界觀之間的對立看出一些端倪。儒家—法家的社會哲學從漢代早期以來便在中國社會居於統治地位，唯程度時有強弱而已。取類比象的醫學建立在同一信條之上：如果一個人所過的生活與儒家—法家的倫理相符合，那他一定會享有健康。針術、灸術和飲食養生術不是爲起死回生服務的，而是作爲一種刺激來矯正失常的狀態。

相反，經驗藥物知識允諾救人脫離病痛，不論這些人是否遵守道德和

---

229 基普爾著、張大慶譯：《劍橋世界人類疾病史》（上海：上海科技教育出版社，2007），頁 19。

人間的習俗。自漢迄唐，藥物學的發展始終與道家緊密聯繫在一起。直到13 至 15 世紀間，在宋代新儒學的餘波之中，儒法兩家與道家的某些信條在幾百年裡結合在一起，試圖在取類比象體系的基礎上建立一門藥物學。[230]

　　因此宋元以前「關格」一詞涵義的轉變，使「關格」一詞與吐逆、大小便不通等中焦氣機不暢的觀念之所以開始形成及廣泛流傳，一是因為北宋時期官修醫書的整理、編纂與刊行（《宋本傷寒論》刊行後）；二則因為宋代印刷術的普及，政府致力推廣各類醫書的流通；三則是宋代儒醫的興起，遂將《黃帝內經》與《傷寒論》、方書及本草與的內容整理結合，對「關格」一詞逐漸發展出含有病因、病機、方證與藥物的完整理論架構。並使得「關格」一詞在原先《內經》的基礎上逐漸發揮，在宋末元初之後衍生出許多不同的病因病機及涵義。

---

[230] 基普爾著、張大慶譯：《劍橋世界人類疾病史》，頁 20。

第六章 明代時期「關格」一詞涵義之演變

　　從各方面來看，明清醫學的發展，只不過是在宋、金、元理論發展的基礎上，通過實驗，加以綜合折衷，使中醫理論的各派，逐步統一起來，形成一種比較完整而又系統化的理論體系而已。

　　　　　　　　　　　　　　　　　　　　　　　　——史仲序[231]

　　本章討論的明代典籍，其時間劃分點是在 1368 年 1 月～1644 年 12 月間所刊行之典籍，共得到有關「關格」一詞的典籍共 82 種，亦以中醫文獻分類法分類及交叉比對其內容，試圖探討「關格」一詞概念發生演變的過程和對後世使用關格一詞的影響。

第一節 醫經論「關格」

　　本文所指醫經類書籍係指中醫文獻學所述，由《黃帝內經》著作系統內所延伸出之相關典籍內容。在上一章中，筆者將《黃帝內經》所述「關

---

[231] 史仲序：《中國醫學史》（台北：正中書局，1984），頁 121。

格」涵義之闡釋分爲三種：「一爲陰陽離決時的脈象狀態，二爲人體臟腑陰陽失和於天地四時陰陽之氣的病理狀態，三爲人體自身臟腑陰陽不相應時的病理狀態」，本章將就明代醫經典籍的相關內容及章節予以分類，相關內容及年代順序並參見附錄圖七。

　　明代醫經典籍中以含有表示陰陽離決時的脈象狀態（即關格覆溢脈）的典籍最多，包括有：《醫經小學》、《針灸素難要旨》、《針灸問對》、《經絡全書》、《脈語》、《素問心得》、《素問吳注》、《醫學窮源集》、《質疑錄》、《類經》及《脈理集要》[232]十一本著作。其章節內容分列討論於下：

　　《醫經小學・卷之二・脈訣第二・診脈入式》云：

　　　「陰陽變病脈危殆。關格覆溢與相乘。意見三難，後有圖」。[233]

　　《醫經小學》即將《難經》所分之臟腑陰陽寒熱之脈，以及關格覆溢脈以圖六－1表示。[234]

　　《針灸素難要旨》爲明・高武撰述，成書于明嘉靖八年（1529），刊行於嘉靖十六年，原刊名《針灸節

脏腑阴阳寒热图

腑		脏	
热	数	寒	迟
诸阳为热		诸阴为寒	

关格覆溢脉例图

寸。也动之阳前之**关**以后阴之静也。尺	
。平，浮而分九见脉	脉见一寸而沉，平。
。病，及不曰减，过太曰过	过日太过，减日不及，病。
。死，格内关外，溢为鱼上	人尺为覆，内关外格，死。

圖 六－1 醫經小學例圖

232　〔明〕汪宦：《脈理集要》（中醫古籍珍稀抄本精選：上海：上海科學技術出版社，2004），頁 47。

233　姜典華：《劉純醫學全書：醫經小學》（北京：中國中醫藥出版社，1999），頁 20。

234　姜典華：《劉純醫學全書：醫經小學》，頁 20。

要》，與《針灸聚英》合刊。後日·岡本一抱子重訂，改名為《針灸素難要旨》，於日本寶曆三年（1753）刊行。[235]全書集錄有將《黃帝內經》與《難經》中有關針灸理論予以分類彙編而成。

《針灸素難要旨·卷二上·《靈》、《素》·三十二·脈刺》[236]、《針灸問對·卷之上》、[237]《經絡全書·前編·分野·三十三、〔人迎〕》、[238]《經絡全書·前編·分野·三十九、〔氣口〕》、[239]《靈樞心得·卷上·脈度》[240]、《素問心得·卷上·六節藏象論》[241]諸典籍均法《黃帝內經素問》：「人迎氣口俱盛四倍以上為關格」的說法，並未加上醫家本身的見解。

《難經集注》一書是現存最早的《難經》注本，全書共分五卷，按脈診、經絡、臟腑、疾病、腧穴、針法等次序分十三篇八十一首。係明·王九思等人輯錄三國時吳·太醫令呂廣、唐·楊玄操、宋·丁德用、宋·虞庶、宋·楊康侯等人有關《難經》的注文加以選錄分類匯編而成，其中呂注是已知《難經》的最早注本，丁注中包含最早的《難經》圖釋。現五家單行注本均已散佚無存，全賴《集注》得以部分保存。[242]

235 裘沛然：《中國醫籍大辭典》，（上海：上海科學技術出版社，2002），頁 1144。

236 曹炳章：《中國醫學大成（三十四）：針灸素難要旨》（上海：上海科學技術出版社，1990），卷 2 上，頁 42-43。

237 高爾鑫：《汪石山醫學全書》（北京：中國中醫藥出版社，1999），頁 308-309。

238 百家諸子中國哲學書電子化計劃：維基->經絡全書->經絡全書，http://ctext.org/wiki.pl?if=gb&chapter=180809

239 百家諸子中國哲學書電子化計劃：維基->經絡全書->經絡全書，http://ctext.org/wiki.pl?if=gb&chapter=180809

240 中醫智庫->靈樞心得，https://www.zk120.com/ji/read/1119?nav=ys&uid=None，（民 107 年 2 月 21 日檢索）。

241 中醫智庫->素問心得，https://www.zk120.com/ji/read/1216?uid=None，（民 107 年 2 月 21 日檢索）。

242 博客來圖書-> 中醫傳世經典誦讀本：難經集注，

《難經集注》・卷之一・經脈診候第一（凡二十四首）・二難畫圖
[243]

《難經集注》・卷之一・經脈診候第一（凡二十四首）・三難畫圖
[244]

《難經集注》・卷之三・臟腑配像第五（凡六首）・三十七難[245]

在《經絡全書・後編・樞要・診脈篇第十》[246]的注文中，已有將傷寒論的「格拒吐逆，而食不得入」及「關閉而溲不得通」的說法帶入《黃帝內經》所述「關格」的涵義之中。

吳崑在《脈語・卷上・下學篇・怪脈類》云：「關格，人迎四盛以上為格陽，寸口四盛以上為關陰。覆溢，脈來衝逆，溢上於魚際，曰溢；脈來洪滑，陷入於尺中，曰覆，亦曰關格」。[247]

這是單純結合內難經之說法說明關格覆溢脈。但之後在其另一著作：

《素問吳注・黃帝內經素問第三卷・六節臟象論九》云：

「故人迎一盛病在少陽；二盛病在太陽；三盛病在陽明；四盛已上為格陽。上言六節臟象，此言六節脈象也。此家脈法，法象陽左陰右，自為一家。左手關上為人迎，若脈一盛少陽有餘；二盛太陽有

http://www.books.com.tw/products/CN11346249（民 107 年 4 月 8 日檢索）。

[243] 〔明〕王惟一：《難經集註》（台北：昭人出版社，1977），頁 6。

[244] 〔明〕王惟一：《難經集註》，頁 9。

[245] 〔明〕王惟一：《難經集註》（台北：昭人出版社，1977），頁 60。

[246] 百家諸子中國哲學書電子化計劃：維基->經絡全書->經絡全書，
http://ctext.org/wiki.pl?if=gb&chapter=222615

[247] 郭君雙：《吳崑醫學全書：脈語》（北京：中國中醫藥出版社，1999），頁 183。

餘；三盛陽明有餘；四盛則陽氣過極，謂之格陽。格陽者，食不得入。寸口一盛病在厥陰；二盛病在少陰；三盛病在太陰；四盛已上爲關陰。右手關上爲寸口，若脈一盛，厥陰有餘；二盛少陰有餘；三盛太陰有餘；四盛則陰氣過極，謂之關陰。關陰者，不得小便。人迎與寸口俱盛四倍以上爲關格，關格之脈贏，不能極於天地之精氣，則死矣。陰陽相離不復相營，則俱盛四倍而爲關格，一有此脈，則陰陽贏敗。極，盡也。精氣，天畀之精氣，言不能盡其天年而死也」。[248]

在此吳崑亦認爲「格則食不得入」及「關則不得小便」的說法就可以代表「關格」症狀的表現。

《醫學窮源集》是王肯堂所著，以臨證脈案發揮《內經》運氣學說精義，是本書的立論宗旨。[249]

　　　　《醫學窮源集・卷二・脈說》云：

　　「上古診疾之法，人迎、寸口分候陰、陽。人迎足陽明胃脈，在喉之兩旁，非後世之誤爲左爲人迎者也」。

　　又云：「人迎、寸口俱盛四倍以上，命曰關格，關格者，與之短期。故瀉表補裏，瀉裏補表。（如肝與膽，胃與脾之類）。陽病則二瀉一補，陰病則二補一瀉。其法簡而易明」。[250]

王肯堂於此提出人迎之誤，以及關格表裏補瀉之法，似乎可作

248　郭君雙：《吳崑醫學全書：脈語》，頁 232。
249　裘沛然：《中國醫籍大辭典》，（上海：上海科學技術出版社，2002），頁 1317。
250　陳拯：《王肯堂醫學全書：醫學窮源集》（北京：中國中醫藥出版社，1999），頁 2637。

為關格之症治療之大法。

　　而明代醫家中對於「關格」提出最多見解的當屬張介賓，其著作《類經》、《類經附翼》、《質疑錄》及《景岳全書》中均提到有關「關格」的內容。在其代表著作《類經》的序[251]及內文其中的七卷內容[252,253,254,255,256,257,258,259]中都包含了「關格」的內容。

　　　　《類經‧六卷‧脈色類‧二十二、關格》云：

　　「夫所謂關格者，陰陽否絕，不相榮運，乖贏離敗之候也。故人迎獨盛者，病在三陽之腑也。寸口獨盛者，病在三陰之臟也。蓋太陰行氣於三陰，而氣口之脈，亦太陰也。陽明行氣於三陽，而人迎之脈，在結喉之旁也。故古法診三陽之氣於人迎，診三陰之氣於寸口。如四時氣篇曰：氣口候陰，人迎候陽。正此謂也。其於關格之證，則以陰陽偏盛之極，而或見於人迎，或見於氣口，皆孤陽之逆候，實真陰之敗竭也。故六腑之陰脫者曰格陽，格陽者，陽格於陰也。五臟之陰脫者曰關陰，關陰者，陰拒乎陽也。臟腑之陰俱脫，故云關格」。[260]

　　張介賓以此來解釋人迎寸口脈與「關格」之證之關係。

251　李志庸：《張景岳醫學全書：類經》（北京：中國中醫藥出版社，1999），頁3。
252　李志庸：《張景岳醫學全書：類經》，頁 97。
253　李志庸：《張景岳醫學全書：類經》，頁 105-106。
254　李志庸：《張景岳醫學全書：類經》，頁 158-159。
255　李志庸：《張景岳醫學全書：類經》，頁 384-385。
256　李志庸：《張景岳醫學全書：類經》頁 385-387。
257　李志庸：《張景岳醫學全書：類經》，頁 414-415。
258　李志庸：《張景岳醫學全書：類經》，頁 565。
259　李志庸：《張景岳醫學全書：類經》，頁 598。
260　李志庸：《張景岳醫學全書：類經》，頁 105-106。

《類經‧二十二卷‧針刺類‧四十八、上膈下膈蟲癥之刺》

「上膈下膈，即膈食證也。此在本經，自有正條，奈何後世俱以脈之關格，認爲膈證，既不知有上下之辨，亦不知有蟲氣之分，其謬甚矣。」[261]

張介賓在此分辨了「膈食之證」與「關格之脈」兩者不同，說明不能俱以「吐逆，食不得入」而辨爲關格之病。

也因此葉秉敬在替張介賓所書的《類經‧序》中提到：

「如關格之脈，本以人迎、氣口辨陰陽之否絕，而仲景祖難經之說，云在尺爲關，在寸爲格，關則不得小便，格則吐逆，遂致後世誤傳，此則用仲景而不爲仲景用也。」[262]

其內容係引《類經‧六卷‧脈色類‧二十二、關格》中部分內容，並以張介賓的說法摘瑕指瑜的說明張仲景對《內經》解釋錯誤的部分，並提醒後學應詳於經義，並應捨短從長的去辨明典籍中對錯的部分，以避免有誤而不自知。

之後張介賓在《景岳全書‧卷之五‧道集‧脈神章（中）‧通一子脈義‧部位解》之浮脈中先提出「其有浮大弦硬之極，甚至四倍以上者，《內經》謂之關格，此非有神之謂，乃真陰虛極而陽亢無根，大凶之兆也。凡脈見何部，當隨其部而察其證，諸脈皆然」。[263]

在《類經附翼‧卷三‧求正錄‧眞陰論》也云：「關格本乎陰虛，欲強陰舍陰不可。此數者，乃疾病中最大之綱領，明者覺之，可因斯而三反

---

261 李志庸：《張景岳醫學全書：類經》，頁 414-415。
262 李志庸：《張景岳醫學全書：類經》，頁 3。
263 李志庸：《張景岳醫學全書：景岳全書》，頁 928。

矣」。[264]

也呼應上述《景岳全書》的內容，認為「關格」之病機乃眞陰虛極所致。

《景岳全書‧卷之十六‧理集‧雜證謨‧關格》中特別列出「關格」一門，從「經義、論證、論治、關格論列方」[265]四個部分，將關格依《黃帝內經》的理論提出理、法、方、藥，讓後世醫家在論證「關格」時能有所依循。其中論證者雖有四條，然所列之證有三，均以《黃帝內經》所述之脈爲發揮，並兼論所傷之因，與他證他病之區別，故其論治者亦有三條，或出方而治，或出法以論治。《景岳全書‧卷之三十四天集‧雜證謨‧癃閉‧論證》中特別提出「仲景曰：在尺爲關，在寸爲格，關則不得小便，格則吐逆。此誤認關格之義也，詳見關格門」。[266]並以此分別「癃閉」與「關格」之不同。

而張介賓的晚年著作《質疑錄‧論關格是脈而非症》云：

「《素問》云：人迎與氣口俱盛四倍以上，爲關格。格之脈贏，不能極於天地之精氣，則死。《靈樞》云：邪在六腑則陽脈不和，不和則陽脈盛；邪在五臟則陰脈不和，不和則陰脈盛。陽氣太盛則陰氣不得相營，故曰關；陰氣太盛，則陽氣不得相營，故曰格。關格者，不得盡命而死。此《靈》、《素》之論關格，以脈言，而非症也。自仲景宗之，而謂在尺爲關，在寸爲格。關則不得小便，格則吐逆。夫人迎四倍，寸口四倍。則非尺寸之謂，而曰吐逆者，此隔食症也。曰不得小便者，此癃閉症也。自此叔和以後，俱莫能辨，悉以尺寸言關格。而潔古則曰：寒在上，熱在下。夫脈兩寸俱盛四倍以上，而可謂之寒

---

264 李志庸：《張景岳醫學全書：類經附翼》，頁 801。
265 李志庸：《張景岳醫學全書：景岳全書》，頁 1079-1081。
266 李志庸：《張景岳醫學全書：景岳全書》，頁 1298。

在上、熱在下乎？東垣則以清氣反行濁道曰格，濁氣反行清道曰關。丹溪但言膈中覺有所礙，不能升降，是有格而無關。元方以大小便不通爲關格，其說尤爲舛錯。後丹溪竟以關格立症分門，致後學茫然莫辨。獨馬元臺力辨諸子之非，謂關格非隔食、癃閉之症。夫巢、張、李、朱爲醫之宗，尚與《內經》相乖，況下工？豈知關格爲脈體，而非病名者哉！」。[267]

由此說明張介賓尊《內經》之說，並質疑王叔和後的各醫家（巢元方、張仲景、李東垣、朱丹溪），認爲他們讀《黃帝內經》大都只是順文敷衍，對《黃帝內經》之涵義則是難者未能明、精處不能發，以致常有錯混及曲解的情形發生，並使後學茫然無所適從。

附錄圖七中表示爲人體臟腑陰陽失和於天地四時陰陽之氣的病理狀態的《素問吳注》及《類經》二本著作之內容；以及含有表示爲人體自身臟腑陰陽不相應時的病理狀態的《難經集注》、《靈樞心得》及《類經》部分內容的三本著作。其章節內容均與《內經》、《難經》內容相同，故不再贅述。

因此在明代，醫家在醫經部分對關格主要的爭論在於：

1.因《素問》有「人迎氣口俱盛四倍以上爲關格」的說法，因此對以人迎氣口或單以寸口的尺寸來判斷有所爭論；

2.針對傷寒論的「格拒吐逆，而食不得入」及「關閉而溲不得通」的說法是否符合內經「關格」之涵義有所爭論。自宋以後至明代，沈子祿的《經絡全書》是首見將傷寒論的「格拒吐逆，而食不得入」及「關閉而溲不得通」的說法帶入《黃帝內經》所述「關格」涵義之論述。

之後吳崑在其著作《脈語》、《素問吳注》中亦贊同此種說法。然之後

---

[267] 李志庸：《張景岳醫學全書：質疑錄》，頁 1844。

醫家亦有持有不同看法者，其中又以張介賓對其他醫家的說法有最多的見解及論述，張介賓尊內經難經所述，對其他醫家之說法攻瑕指失，甚至對巢元方、王叔和、張仲景及金元四大家之觀點也均提出異議，直認「關格」應指一種陰陽失和的危重脈體，而非病名或症狀。

第二節 本草論「關格」

含有「關格」一詞的明代本草類典籍一共十一本，依年代為《滇南本草》、《本草品匯精要》、《本草蒙筌》、《本草綱目》、《藥性四百味歌括》、《藥鑒》、《雷公砲制藥性解》、《神農本草經疏》、《本草徵要》、《本草乘雅半偈》、《本草通玄》。另有《慈幼新書》、《痘疹心法》、《刪補頤生微論》、《古今醫統大全》、《醫學入門》及《壽世保元》的部分內容與本草藥物有關，有關各典籍所載有關「關格」之本草藥物內容可參見表六－1、表六－2 或附錄圖八。

表 六－1 明代載有「關格」之本草類藥物一覽表

明代本草書籍	本草藥物內容
《滇南本草》	鬱李仁（棠梨）[268]

---

[268] 〔明〕蘭茂：《滇南本草》（昆明：雲南人民出版社，1978），頁 202。

明代本草書籍	本草藥物內容
《本草品彙精要》	芒硝[269]，滑石[270]，木通[271]，瞿麥[272]，王瓜[273]，郁李仁[274]，髮髲[275]，亂髮
	[276]，冬葵子[277]，薄荷[278]，葫[279]
《本草蒙筌》	冬葵子[280]，郁李仁[281]，人乳汁[282]，髮髲[283]
《本草綱目》	序例上[284,285,286]，百病主治藥：木香[287]，百病主治藥：髮灰

[269] 〔明〕劉文泰：《禦製本草品彙精要》（苗栗寶樹銀同，謝文全，1999，弘治原本影縮版），卷 1，頁 65-66。

[270] 〔明〕劉文泰：《禦製本草品彙精要》，卷 1，頁 71-73。

[271] 〔明〕劉文泰：《禦製本草品彙精要》，卷 10，頁 344-345。

[272] 〔明〕劉文泰：《禦製本草品彙精要》，卷 10，頁 363-364。

[273] 〔明〕劉文泰：《禦製本草品彙精要》，卷 11，頁 391-392。

[274] 〔明〕劉文泰：《禦製本草品彙精要》，卷 20，頁 722-723。

[275] 〔明〕劉文泰：《禦製本草品彙精要》，卷 22，頁 784。

[276] 〔明〕劉文泰：《禦製本草品彙精要》，卷 22，頁 785。

[277] 〔明〕劉文泰：《禦製本草品彙精要》，卷 38，頁 1127-1128。

[278] 〔明〕劉文泰：《禦製本草品彙精要》，卷 39，頁 1170-1171。

[279] 〔明〕劉文泰：《禦製本草品彙精要》，卷 40，頁 1179-1180。

[280] 曹炳章：《中國醫學大成續集（五）：本草蒙筌 》（上海：上海科學技術出版社，2000），卷 5，頁 414。

[281] 曹炳章：《中國醫學大成續集（五）：本草蒙筌 》，卷 5，頁 458-459。

[282] 曹炳章：《中國醫學大成續集（五）：本草蒙筌 》，卷 7，頁 672-673。

[283] 曹炳章：《中國醫學大成續集（五）：本草蒙筌 》，卷 7，頁 674。

[284] 〔明〕李時珍：《本草綱目 》（台南：利大出版社，1981），序例上，頁 28。

[285] 〔明〕李時珍：《本草綱目 》，序例上，頁 33。

[286] 〔明〕李時珍：《本草綱目 》，序例上，頁 49。

[287] 〔明〕李時珍：《本草綱目 》，卷 3，頁 93。

明代本草書籍	本草藥物內容
	[288]，百病主治藥：胡椒[289]，滑石[290]，大鹽[291]，馬牙消[292]，徐長卿[293]，薄荷[294]，冬葵子[295]，蜀葵[296]，瞿麥[297]，木通[298]，葫[299]，蔓菁子[300]，胡椒[301]，吳茱萸枝[302]，丁香[303]，皂莢[304]，烏臼木[305]，郁李仁[306]，貝子[307]，豬脂膏[308]，髮髲[309]
《藥性四百味歌括》	郁李仁[310]
《藥鑒》	吳茱萸[311]

[288] 〔明〕李時珍：《本草綱目》，卷 3，頁 135。
[289] 〔明〕李時珍：《本草綱目》，卷 3，頁 140。
[290] 〔明〕李時珍：《本草綱目》，卷 9，頁 323。
[291] 〔明〕李時珍：《本草綱目》，卷 11，頁 367。
[292] 〔明〕李時珍：《本草綱目》，卷 11，頁 376-377。
[293] 〔明〕李時珍：《本草綱目》，卷 13，頁 479。
[294] 〔明〕李時珍：《本草綱目》，卷 14，頁 535。
[295] 〔明〕李時珍：《本草綱目》，卷 16，頁 608。
[296] 〔明〕李時珍：《本草綱目》，卷 16，頁 609。
[297] 〔明〕李時珍：《本草綱目》，卷 16，頁 620。
[298] 〔明〕李時珍：《本草綱目》，卷 18，頁 763。
[299] 〔明〕李時珍：《本草綱目》，卷 26，頁 913。
[300] 〔明〕李時珍：《本草綱目》，卷 26，頁 922。
[301] 〔明〕李時珍：《本草綱目》，卷 32，頁 1063。
[302] 〔明〕李時珍：《本草綱目》，卷 32，頁 1067。
[303] 〔明〕李時珍：《本草綱目》，卷 34，頁 1112。
[304] 〔明〕李時珍：《本草綱目》，卷 35，頁 1154。
[305] 〔明〕李時珍：《本草綱目》，卷 35，頁 1174。
[306] 〔明〕李時珍：《本草綱目》，卷 36，頁 1199。
[307] 〔明〕李時珍：《本草綱目》，卷 46，頁 1419。
[308] 〔明〕李時珍：《本草綱目》，卷 50，頁 1489。
[309] 〔明〕李時珍：《本草綱目》，卷 52，頁 1598。
[310] 李世華、王育學：《龔廷賢醫學全書》（北京：中國中醫藥出版社，1999），頁 507。
[311] 〔明〕杜文燮：《藥鑒》（上海：上海人民出版社，1975），頁 85。

明代本草書籍	本草藥物內容
《雷公砲製藥性解》	大腹皮[312]，郁李仁[313]，人乳汁[314]
《神農本草經疏》	急方[315]，諸癃主治：關格[316]，芒硝[317]，滑石[318]，通草[319]，瞿麥[320]，皂莢[321]，郁李仁[322]，烏臼木[323]，髮髲[324]，葫[325]
《本草徵要》	木通[326]，郁李仁[327]
《本草乘雅半偈》	冬葵子[328]，髮髲[329]，瞿麥[330]，薄荷[331]

---

[312] 包來發：《李中梓醫學全書：雷公砲製藥性解》（北京：中國中醫藥出版社，1999），頁 615。

[313] 包來發：《李中梓醫學全書：雷公砲製藥性解》，頁 618。

[314] 包來發：《李中梓醫學全書：雷公砲製藥性解》，頁 625。

[315] 任春榮：《繆希雍醫學全書：神農本草經疏》（北京：中國中醫藥出版社，2007），卷 1，頁 19。

[316] 任春榮：《繆希雍醫學全書：神農本草經疏》，卷 2，頁 61。

[317] 任春榮：《繆希雍醫學全書：神農本草經疏》，卷 3，頁 77。

[318] 任春榮：《繆希雍醫學全書：神農本草經疏》，卷 3，頁 79-80。

[319] 任春榮：《繆希雍醫學全書：神農本草經疏》，卷 8，頁 139-140。

[320] 任春榮：《繆希雍醫學全書：神農本草經疏》，卷 8，頁 142。

[321] 任春榮：《繆希雍醫學全書：神農本草經疏》，卷 14，頁 246。

[322] 任春榮：《繆希雍醫學全書：神農本草經疏》，卷 14，頁 248-249。

[323] 任春榮：《繆希雍醫學全書：神農本草經疏》，卷 14，頁 253。

[324] 任春榮：《繆希雍醫學全書：神農本草經疏》，卷 15，頁 258。

[325] 任春榮：《繆希雍醫學全書：神農本草經疏》，卷 29，頁 342。

[326] 包來發：《李中梓醫學全書：本草徵要》（北京：中國中醫藥出版社，1999），卷 3，頁 119。

[327] 包來發：《李中梓醫學全書：本草徵要》，卷 4，頁 142。

[328] 〔明〕盧之頤：《本草乘雅半偈》（四庫醫學叢書：北京：上海古籍出版社，1991），卷 3，頁 779-197。

[329] 〔明〕盧之頤：《本草乘雅半偈》（四庫醫學叢書：北京：上海古籍出版社，1991），卷 4，頁 779-219。

[330] 〔明〕盧之頤：《本草乘雅半偈》，卷 5，779-256 頁。

[331] 〔明〕盧之頤：《本草乘雅半偈》，卷，頁 779-375。

明代本草書籍	本草藥物內容
《本草通玄》	冬葵子[332]，大蒜[333]，吳茱萸[334]

表 六－2 明代載有「關格」之本草相關書籍之本草藥物內容一覽表

明代本草相關書籍	本草藥物內容
《慈幼新書》	瞿麥[335]
《痘疹心法》	瞿麥[336]
《古今醫統大全》	瞿麥[337],郁李仁[338],髮髮[339]
《刪補頤生微論》	木通[340]

---

[332] 包來發：《李中梓醫學全書：本草通玄》（北京：中國中醫藥出版社，1999），卷上，頁 513。

[333] 包來發：《李中梓醫學全書：本草通玄》，卷上，頁 529。

[334] 包來發：《李中梓醫學全書：本草通玄》，卷下，頁 533。

[335] 曹炳章：《中國醫學大成（三十）：慈幼新書》（上海：上海科學技術出版社，1990），卷 12，頁 18-19。

[336] 傅沛藩、姚昌綬、王曉萍：《萬密齋醫學全書》（北京：中國中醫藥出版社，1999），頁 761。

[337] 〔明〕徐春甫：《古今醫統大全》（台北：新文豐出版，1978），卷 94，頁 6410。

[338] 〔明〕徐春甫：《古今醫統大全》，卷 95，頁 6468。

[339] 〔明〕徐春甫：《古今醫統大全》，卷 95，頁 6566。

[340] 包來發：《李中梓醫學全書：刪補頤生微論》（北京：中國中醫藥出版社，1999），卷下，頁 709。

明代本草相關書籍	本草藥物內容
《醫學入門》	皂莢[341],通草[342],瞿麥[343],郁李仁[344],葵子[345],亂髮[346],吳茱萸[347]
《壽世保元》	郁李仁[348]

　　明代的本草典籍，內容亦跳脫不出前代的論述，大多載以瞿麥、髭髮、亂髮、鬱李仁、葫、冬葵子等藥物可「通關格」。較特殊的是在《本草蒙筌》中第一次提到用「人乳汁」可「滑利關格」，雖未明確的表示治療何種症狀，但由上文「肌瘦皮黃，毛髮焦槁者速覓；筋攣骨瘘，腸胃祕澀者當求」可知也與二便有關。

　　明代的本草書籍中，當以《本草綱目》最爲著名，此書是李時珍搜集與整理明代前本草的內容，再加上長期至各地進行實地考察與採訪所積累的大量藥物學知識，共參考各類典籍八百餘種，歷時數十年而編成的一部藥物學巨著。就此書搜尋到與關格相關的內容，將其分成三個部分。

　　第一部分是《本草綱目・序例上》三個小節所含的內容，「神農本經名例」[349]的部分內容出自《本草衍義》[350]一書；「七方」一節中「急方有

---

[341] 〔明〕李梴：《醫學入門》（天津：天津科學技術出版社，1999），卷 2，頁 310。

[342] 〔明〕李梴：《醫學入門》，卷 2，頁 345。

[343] 〔明〕李梴：《醫學入門》，卷 2，頁 379

[344] 〔明〕李梴：《醫學入門》，卷 2，頁 414。

[345] 〔明〕李梴：《醫學入門》，卷 2，頁 416。

[346] 〔明〕李梴：《醫學入門》，卷 2，頁 424。

[347] 〔明〕李梴：《醫學入門》（，卷 2，頁 451。

[348] 李世華、王育學：《龔廷賢醫學全書：壽世保元》（北京：中國中醫藥出版社，1999），卷 1，頁 507。

[349] 〔明〕李時珍：《本草綱目》（台南：利大出版社，1981），序例上，頁 28。

[350] 曹炳章：《中國醫學大成（四十八）：重刊本草衍義》（上海：上海科學技術出版社，1990），卷 3，頁 2。

四：有急病急攻之急方，中風、關格之病是也」[351]的內容出自張子和《儒門視親》[352]一書；「臟腑虛實標本用藥式」中三焦一節提到「中熱則善饑而瘦，解（你）中滿，諸脹腹大，諸病有聲，鼓之如鼓，上下關格不通，霍亂吐利」[353]出自張元素《臟腑標本藥式》[354]一書。

第二部分為百病主治藥中的「反胃」、「癃淋」及「大便燥結」的三個章節中的部分藥物分別提到可治二便不通（二便關格、大小便關格、小便關格、前後關格），及初次見到使用丁香合木香治療反胃關格。第三部分則是藥物各論的部分，分別在石部、草部、菜部、果部、木部、介部、獸部及人部中均列有可治療關格的本草藥物。

而後繆希雍在《神農本草經疏》中，提出關格的症狀、病機及用藥宜忌：

《神農本草經疏‧續序例下‧雜證門‧附錄諸癃主治》

「不得大小便為關，是熱在丹田也；吐逆水漿不得下為格，是寒反在胸中也。是陰陽易位，故上下俱病。先投辛香通竅下降之藥以治其上，次用下洩苦寒之藥以通二便。此急證，法難緩治，縱有裏虛，通後再補」

「忌升，補斂，閉氣，酸。諸藥俱見前。宜降下，辛寒，辛溫。沉香、白豆蔻、丁香、蘇子、龍腦香、蘇合香、橘紅、生薑、藿香、

---

[351] 〔明〕李時珍：《本草綱目》（台南：利大出版社，1981），序例上，頁33。

[352] 周喜民：《金元四大家醫學全書：儒門事親》（天津：天津科學技術出版社，1994），卷1，頁371。

[353] 〔明〕李時珍：《本草綱目》（台南：利大出版社，1981），序例上，頁49。

[354] 鄭洪新：《張元素醫學全書：臟腑標本藥式》（北京：中國中醫藥出版社，2006），頁85。

次用大黃、黃柏、知母、滑石、木通、車前子、牛膝」。[355]

　　因此繆希雍在《神農本草經疏》也是本於《傷寒論》「吐逆，二便不通」的說法而來，也本於《傷寒論》之治則用藥。

　　《本草徵要》爲李中梓《醫宗必讀》卷三、卷四，著者於卷端題云：

　　　「本草太多，令人有望洋之苦，藥性太少，令人有遺珠之憂，茲以綱目爲主，刪繁去複，獨存精要，採集名論，竊附管窺，詳加注釋，比之珍珠囊，極其詳備，且字句整嚴，便於誦讀」。[356]

　　此書亦只引木通[357]、鬱李仁[358]有關之「關格」內容。

　　因此，明代的本草類典籍多承襲前人之論述，大多仍以小便不通、大便不通或大小便不通作爲「關格」的涵義，較無其他意義之發揮，有關治療「關格」的本草藥物種類也未有突破。

第三節　傷寒論「關格」

　　於本書第五章宋元前「關格」一詞涵義之演變之第三節中，曾提及宋

---

[355]　任春榮：《繆希雍醫學全書》（北京：中國中醫藥出版社，2007），卷2，頁61。

[356]　包來發：《李中梓醫學全書》（北京：中國中醫藥出版社，1999），卷3，頁114。

[357]　包來發：《李中梓醫學全書》，卷3，頁119。

[358]　包來發：《李中梓醫學全書》，卷4，頁142。

版《傷寒論》之「平脈法篇」所述之「關格」之涵義：一指不得小便，頭汗出的危重症狀；二指病症，指出吐逆、小便不利或吐逆、食不得入為「關格」。

其後成無己在《注解傷寒論》之「辨陽明病脈證並治法第八」：「陽明中風，脈弦浮大而短氣，腹部滿，脅下及心痛，久按之氣不通，鼻乾不得汗，嗜臥，一身及面目悉黃，小便難，有潮熱，時時噦，耳前後腫，刺之小瘥」之註解中提到「關格」之疾的症狀。註云：「若其脈但浮而不弦大，無諸裏證者，是邪但在表也，可與麻黃湯以發其汗；若不尿腹滿加噦者，關格之疾也，故云不治，《難經》曰：關格者，不得盡其命而死。」故「關格」一詞的涵義在宋版《傷寒論》出現後逐漸變成以格則吐逆、關則小便不利為主的一種說法，也逐漸影響後代醫家對「關格」的認識。

在明代《傷寒論》的著作中，含有「關格」一詞的典籍共有六本，分別是《傷寒治例》、《傷寒六書》、《傷寒摘錦》、《傷寒論條辨》、《傷寒證治準繩》及《張卿子傷寒論》。書中內容不外乎沿襲宋版《傷寒論》及成無己《注解傷寒論》的說法，並無新的發揮，因此可知此二版本為明代醫家在理解《傷寒論》時的主要參考典籍。

除了依傷寒論條文逐條解釋，有些醫家是以傷寒論的病症分類。明·劉純在《傷寒治例》中，仿照金·成無己的《傷寒明理論》，依證、症作為分類，整理傷寒論的條文與方劑，再加上自己的心得而著成。

《傷寒治例·頭汗》

「頭汗惡寒，小柴胡加桂。汗不止者，難治。若汗下後，胸滿微結，如往來寒熱，手足冷，心下滿，脈細，惡寒，小便不利，此皆頭汗之逆者。小便不利而成關格，陽脫也。喘者亦然」。[359]

---

[359] 姜典華：《劉純醫學全書》（北京：中國中醫藥出版社，1999），頁 507。

其後的《傷寒六書》[360,361,362]也本「小便不利，頭汗出」的說法。

之後有關《傷寒摘錦》、[363]《傷寒論條辨》、[364,365,366,367]《傷寒證治準繩》[368,369,370,371]及《張卿子傷寒論》，[372,373,374]有關內容均無其他發揮，仍以不得小便，頭汗出的危重症狀；或指吐逆、小便不利或吐逆、食不得入為「關格」之病。

有關明代含有「關格」的傷寒類典籍之章節分類可參考附錄圖九。

---

360 早稻田大學圖書館藏書：《傷寒六書》（敦化堂梓行），
　　　http://archive.wul.waseda.ac.jp/kosho/ya09/ya09_00165/ya09_00165_0002/ya09
　　　_00165_0002_p0044.jpg
361 早稻田大學圖書館藏書：《傷寒六書》（敦化堂梓行），
　　　http://archive.wul.waseda.ac.jp/kosho/ya09/ya09_00165/ya09_00165_0004/ya09
　　　_00165_0004_p0052.jpg
362 早稻田大學圖書館藏書：《傷寒六書》（敦化堂梓行），
　　　http://archive.wul.waseda.ac.jp/kosho/ya09/ya09_00165/ya09_00165_0004/ya09
　　　_00165_0004_p0025.jpg
363 傅沛藩、姚昌綬、王曉萍：《萬密齋醫學全書》（北京：中國中醫藥出版
　　　社，1999），頁 266。
364 〔明〕方有執：《傷寒論條辨》（北京：人民衛生出版社，1957），卷 4，頁
　　　93。
365 〔明〕方有執：《傷寒論條辨》，卷 7，頁 161。
366 〔明〕方有執：《傷寒論條辨》，卷 7，頁 165。
367 〔明〕方有執：《傷寒論條辨》，卷 7，頁 165。
368 陸拯：《王肯堂醫學全書：傷寒證治準繩》（北京：中國中醫藥出版社，
　　　1999），卷 3，頁 836。
369 陸拯：《王肯堂醫學全書：傷寒證治準繩》，卷 3，頁 845。
370 陸拯：《王肯堂醫學全書：傷寒證治準繩》，卷 3，頁 1034。
371 陸拯：《王肯堂醫學全書：傷寒證治準繩》，卷 3，頁 1036。
372 曹炳章：《中國醫學大成（六）：張卿子傷寒論》（上海：上海科學技術出版
　　　社，1990），卷 1，頁 35-36。
373 曹炳章：《中國醫學大成（六）：張卿子傷寒論》，卷 1，頁 43-44。
374 曹炳章：《中國醫學大成（六）：張卿子傷寒論》，卷 8，頁 23-24。

第四節 方書論「關格」

　　明代的方書類典籍，有《普濟方》、《奇效良方》、《醫方選要》、《急救良方》、《醫方考》、《仁術便覽》、《類方證治準繩》、《本草單方》及《祖劑》共九本。其中以《普濟方》最爲有名。方書類典籍各章節內容可參見附錄圖十。

　　《普濟方》是由明太祖第五子周定王朱橚主持，教授滕碩、長史劉醇等人執筆匯編而成，是廣泛輯集明以前的醫籍和其他有關著作分類整理而成。除了收錄明以前各家方書以外，還收集其他方面的材料，如傳記、雜志等，所以內容十分豐富，編著也很詳細。《普濟方》提及與「關格」有關的內容共計有 35 卷，38 論，分別分佈於方脈、臟腑、五官、雜病、雜治、外傷、婦科、兒科及針灸等部分。以下茲將各卷內容簡介於下。

　　卷三言「伏者陰也，主三陰毒氣伏於三陽，關格閉塞之候」。[375]

　　卷四部分內容與難經三十七難相同。[376]

　　《卷五‧方脈藥性總論》中引：

　　　　「潔古曰：熱在下焦，填塞不便，是治關格之法。今病者內關外格之證悉具，死在旦夕，但治下焦乃可愈。遂處以稟北方之寒水所化，大苦寒氣味者，黃柏知母各二兩，酒洗之，以肉桂爲之引用，所謂寒因熱用者也。...少時乘熱藥之，須臾如刀刺前陰火燒之痛，溺如暴泉湧出，臥具盡濕，床下成流，顧盼之間，腫脹消散，故因記之」。[377]

---

[375]　〔明〕朱橚、滕碩、劉醇：《普濟方》（文淵閣四庫全書電子版，上海人民出版社，2005），卷 3，頁 31。

[376]　〔明〕朱橚、滕碩、劉醇：《普濟方》，卷 4，頁 64。

[377]　〔明〕朱橚、滕碩、劉醇：《普濟方》，卷 5，頁 23。

這是治熱結小便不利的狀況。

之後在卷十五、[378,379,380,381]卷十九、[382]卷二十、[383]卷二十一、[384]卷二十七、[385]卷二十八、[386]卷二十九、[387]卷三十、[388,389,390]卷三十六、[391,392]卷三十九、[393,394,395,396,397,398,399,400,401,402,403,404]卷四十三[405,406]的內容均源於孫

378	〔明〕朱橚、滕碩、劉醇：《普濟方》，卷 15，頁 21-22。
379	〔明〕朱橚、滕碩、劉醇：《普濟方》，卷 15，頁 28。
380	〔明〕朱橚、滕碩、劉醇：《普濟方》，卷 15，頁 30。
381	〔明〕朱橚、滕碩、劉醇：《普濟方》，卷 15，頁 31。
382	〔明〕朱橚、滕碩、劉醇：《普濟方》，卷 19，頁 1。
383	〔明〕朱橚、滕碩、劉醇：《普濟方》，卷 20，頁 10。
384	〔明〕朱橚、滕碩、劉醇：《普濟方》，卷 21，頁 67。
385	〔明〕朱橚、滕碩、劉醇：《普濟方》，卷 27，頁 1。
386	〔明〕朱橚、滕碩、劉醇：《普濟方》，卷 28，頁 46。
387	〔明〕朱橚、滕碩、劉醇：《普濟方》，卷 29，頁 5。
388	〔明〕朱橚、滕碩、劉醇：《普濟方》，卷 30，頁 1。
389	〔明〕朱橚、滕碩、劉醇：《普濟方》，卷 30，頁 9。
390	〔明〕朱橚、滕碩、劉醇：《普濟方》，卷 30，頁 11。
391	〔明〕朱橚、滕碩、劉醇：《普濟方》，卷 36，頁 30。
392	〔明〕朱橚、滕碩、劉醇：《普濟方》，卷 36，頁 31。
393	〔明〕朱橚、滕碩、劉醇：《普濟方》，卷 39，頁 22。
394	〔明〕朱橚、滕碩、劉醇：《普濟方》，卷 39，頁 25。
395	〔明〕朱橚、滕碩、劉醇：《普濟方》，卷 39，頁 41。
396	〔明〕朱橚、滕碩、劉醇：《普濟方》，卷 39，頁 51。
397	〔明〕朱橚、滕碩、劉醇：《普濟方》，卷 39，頁 1-2。
398	〔明〕朱橚、滕碩、劉醇：《普濟方》，卷 39，頁 4。
399	〔明〕朱橚、滕碩、劉醇：《普濟方》，卷 39，頁 6。
400	〔明〕朱橚、滕碩、劉醇：《普濟方》，卷 39，頁 8-12。
401	〔明〕朱橚、滕碩、劉醇：《普濟方》，卷 39，頁 14。
402	〔明〕朱橚、滕碩、劉醇：《普濟方》，卷 39，頁 15。
403	〔明〕朱橚、滕碩、劉醇：《普濟方》，卷 39，頁 19。
404	〔明〕朱橚、滕碩、劉醇：《普濟方》，卷 39，頁 20。
405	〔明〕朱橚、滕碩、劉醇：《普濟方》，卷 43，頁 12。
406	〔明〕朱橚、滕碩、劉醇：《普濟方》，卷 43，頁 20。

思邈《備急千金要方》中有關「五臟六腑反四時」的內容。[407]

　　《普濟方・傷寒門》在卷一百二十一、[408]卷一百二十二、[409,410]卷一百二十五、[411]卷一百二十六、[412]卷一百二十八[413]的內容，均出自《傷寒論・陽明病脈證病治》及《傷寒論・平脈法篇》的相關內容。

　　《卷一百三十九・傷寒門・傷寒霍亂》

　　　　「許仁則謂濕霍亂死者少，乾霍亂死者多。蓋以所傷之物，或因吐利而出洩，洩盡則止，其死少也。夫上不得吐，下不得利，所傷之物，擁閉正氣，關格陰陽，煩躁脅脹，其死多也」。[414]

　　此篇也蓋以「上不得吐，下不得利」爲「關格」。

　　《卷四十四・頭門》治療偏頭痛使用的「藿香煮散方」能夠「通關格、下肺壅、除上虛熱、止偏頭疼、進食」。[415]

　　《卷一百六・諸風門・風祕》中用「用不蛀皂角，燒灰爲末，每服一錢，米飲調下」，「治有風大便祕澀，及關格不通」。[416]

---

[407] 黃俊傑、張賢哲、李采娟、林昭庚：〈宋元前「關格」一詞涵義之演變〉，《台灣中醫醫學雜誌》，15.1（2017），頁 41-42。

[408] 〔明〕朱橚、滕碩、劉醇：《普濟方》，卷 121，頁 47。

[409] 〔明〕朱橚、滕碩、劉醇：《普濟方》，卷 122，頁 12。

[410] 〔明〕朱橚、滕碩、劉醇：《普濟方》，卷 122，頁 61。

[411] 〔明〕朱橚、滕碩、劉醇：《普濟方》，卷 125，頁 12。

[412] 〔明〕朱橚、滕碩、劉醇：《普濟方》，卷 126，頁 20-21。

[413] 〔明〕朱橚、滕碩、劉醇：《普濟方》，卷 128，頁 14。

[414] 〔明〕朱橚、滕碩、劉醇：《普濟方》，卷 139，頁 34。

[415] 〔明〕朱橚、滕碩、劉醇：《普濟方》，卷 44，頁 49。

[416] 〔明〕朱橚、滕碩、劉醇：《普濟方》，卷 106，頁 41。

此文是由《太平聖惠方》、[417]《世醫得效方》[418]等方書中治大小便不通的內容所出，只是或言皂角，或言皂莢，名稱不同，實同一物。

《卷一百八十一‧諸氣門》以「降氣湯」治療「治男子婦人，上熱下虛」。並有「本堂爲有患者，多是關格不通，氣逆吃噎，上盛下虛，氣不升降，常用治之，無不見效」之敘述。[419]

《普濟方》之卷二百十四、[420]卷二百十五、[421]卷二百十六、[422,423]卷二百三十三、[424]卷二百五十五、[425]卷二百五十六、[426]卷二百六十二、[427]卷二百九十八、[428]卷三百五十四、[429]卷三百八十八、[430]卷三百九十[431]的內容均與小便不通、大便不通及大小便不通有關，不再贅述。而卷三百九十五則與「上不得吐，下不得利」[432]有關。卷四百十二則爲《內經》「寸口人迎俱盛四倍以上，謂之關格」[433]的內容。

---

[417] 〔宋〕王懷隱等：《太平聖惠方》（台北：新文豐出版公司，1995，烏絲蘭鈔本），卷 58，頁 5414。

[418] 〔元〕危亦林：《世醫得效方》（北京：中醫中醫藥出版社，1996），頁 100。

[419] 〔明〕朱橚、滕碩、劉醇：《普濟方》，卷 181，頁 23。

[420] 〔明〕朱橚、滕碩、劉醇：《普濟方》，卷 214，頁 3。

[421] 〔明〕朱橚、滕碩、劉醇：《普濟方》，卷 215，頁 32。

[422] 〔明〕朱橚、滕碩、劉醇：《普濟方》，卷 216，頁 24。

[423] 〔明〕朱橚、滕碩、劉醇：《普濟方》，卷 216，頁 34。

[424] 〔明〕朱橚、滕碩、劉醇：《普濟方》，卷 233，頁 2。

[425] 〔明〕朱橚、滕碩、劉醇：《普濟方》，卷 255，頁 52。

[426] 〔明〕朱橚、滕碩、劉醇：《普濟方》，卷 256，頁 44-45。

[427] 〔明〕朱橚、滕碩、劉醇：《普濟方》，卷 262，頁 49。

[428] 〔明〕朱橚、滕碩、劉醇：《普濟方》，卷 298，頁 1。

[429] 〔明〕朱橚、滕碩、劉醇：《普濟方》，卷 354，頁 16。

[430] 〔明〕朱橚、滕碩、劉醇：《普濟方》，卷 388，頁 3。

[431] 〔明〕朱橚、滕碩、劉醇：《普濟方》，卷 390，頁 47。

[432] 〔明〕朱橚、滕碩、劉醇：《普濟方》，卷 395，頁 101。

[433] 〔明〕朱橚、滕碩、劉醇：《普濟方》，卷 412，頁 8。

《奇效良方》在「翻胃門」、[434]「脹滿門」、[435,436]「腸澼痔漏脫肛門」[437]分別載有「關格」相關內容。其「加味青金丹」乃出自《全生指迷方》「青金丹」[438]加丁香；而「導氣丸」則出自《世醫得效方》；[439]「腸澼痔漏脫肛門」的內容則與《嚴世濟生方》[440]有相似之處。

後《醫方選要》[441]的內容則與《奇效良方》是相同的。在之後的《類方證治準繩》[442,443,444]醫書內容也都出自之前的方書類典籍。

而《急救良方》、[445,446]《醫方考》、[447]《仁術便覽》[448]有關「關格」的內容則分別載於大小便不通、小便不通及大便不通的章節中。

---

[434] 〔明〕方賢：《奇效良方》（香港：商務印書館，1971），卷 18，頁 164-165。

[435] 〔明〕方賢：《奇效良方》，卷 41，頁 819。

[436] 〔明〕方賢：《奇效良方》，卷 41，頁 826。

[437] 〔明〕方賢：《奇效良方》，卷 51，頁 944。

[438] 〔宋〕王貺：《全生指迷方》（文淵閣四庫全書電子版，上海人民出版社，2005），卷 4，頁 83。

[439] 〔元〕危亦林：《世醫得效方》（北京：中醫中醫藥出版社，1996），頁 104。

[440] 〔宋〕嚴用和：《重輯嚴氏濟生方》（北京：中國中醫藥出版社，2007），頁 176。

[441] 〔明〕周文采：《醫方選要》（北京：中國中醫藥出版社，1993），頁 228。

[442] 陳拯：《王肯堂醫學全書：證治準繩》（北京：中國中醫藥出版社，1999），頁 439。

[443] 陳拯：《王肯堂醫學全書：證治準繩》，頁 450。

[444] 陳拯：《王肯堂醫學全書：證治準繩》，頁 480。

[445] 中醫寶典：中醫方言- >《急救良方》，http://zhongyibaodian.com/archives/18942.html

[446] 中醫寶典：中醫方言- >《急救良方》，http://zhongyibaodian.com/archives/18957.html

[447] 郭君雙：《吳崑醫學全書：醫方考》（北京：中國中醫藥出版社，1999），卷 4，頁 801。

[448] 〔明〕張潔：《仁術便覽》（北京：人民衛生出版社，1985），卷 3，頁 211。

之後，有繆希雍在《本草單方》一書中所載內容，是以疾病分類，從《神農本草經疏》中摘錄[449]出實用、有效的單方、驗方、祕方、效方以及作者畢生搜羅的民間療法及民間祕方等編撰而成，其來源多爲方書，如《肘後方》、《本事方》、《千金方》、《外臺祕要》、《普濟方》、《聖濟總錄》等，因此在《中國醫籍大辭典》中，仍將其分類在「方書類」。

其中在「卷二·脹滿」、[450]「卷四·關格」、[451]「卷八·二便不通」[452]中均提到許多治療「關格」的驗方。

最後《祖劑》中有「二陳木通湯」，「治關格飲食不下，二便不通」，[453]據前章宋元前「關格」一詞涵義之演變一文中可見，二陳湯用於關格小便不利，是出自《丹溪心法》，可印證「關格」的病機與中焦痰飲有關的論述，的確是朱丹溪一派之後才出現的，也得以見到朱丹溪一派的說法與典籍的流通程度，在當時都是深受許多醫者的尊崇與認同。

李梴在《醫學入門·卷之七·習醫規格》中引「陶節庵云：但不與俗人言耳。蓋方藥而外於《本草》，理趣而外於《素》、《難》及張、劉、李、朱。縱有小方捷法，終不是大家數，慎不可爲其誑惑」。[454]換言之，主流醫學知識的權威，來自上古至漢代的經典，與以回歸《內經》爲己任的金元四家的著作，更以朱震亨爲核心的流派爲典範。在醫籍的正統源流中，隋唐至宋代醫人之作，反倒是較受爭議的。[455]

---

449 任春榮：《繆希雍醫學全書》（北京：中國中醫藥出版社，2007），本草單方序，頁 357。

450 任春榮：《繆希雍醫學全書》，卷 2，頁 384。

451 任春榮：《繆希雍醫學全書》，卷 4，頁 407-408。

452 任春榮：《繆希雍醫學全書》，卷 8，頁 465。

453 〔明〕施沛：《祖劑》（北京：人民衛生出版社，1987），卷 1，頁 10。

454 〔明〕李梴：《醫學入門》（天津：天津科學技術出版社，1999），卷 7，頁 1487-1488。

455 生命醫療史研究室：《中國史新論：醫學史分冊》（臺北：聯經出版社，2015），頁 314。

由此可見，除了《普濟方》收集較多種類的醫學典籍之外，其餘醫家所著的方書內容均仍與大、小便不通有關，並且因朱丹溪一派對「關格」的論述，而多了翻胃、脹滿、痰飲等中焦病候之內容。

第五節 綜合醫書論「關格」

明代的綜合醫書類典籍，有《玉機微義》、[456,457,458]《祕傳證治要訣及類方》、[459]《松崖醫徑》、[460]《邁種蒼生司命》、[461]《明醫雜著》、[462,463]《醫學正傳》、[464,465]《醫學原理》、[466]《古今醫統大全》、

---

456 姜典華：《劉純醫學全書：玉機微義》（北京：中國中醫藥出版社，1999），卷 4，頁 132。

457 姜典華：《劉純醫學全書：玉機微義》，卷 19，頁 277。

458 姜典華：《劉純醫學全書：玉機微義》，卷 28，頁 335、336。

459 〔明〕戴原禮：《秘傳證治要訣及類方》（北京：人民衛生出版社，1996），卷 6，頁 98。

460 〔明〕程玠：《松崖醫徑》（安徽：安徽科學技術出版社，1995，新安醫籍叢刊・雜著類），卷上，頁 24-25。

461 〔明〕程敬通：《邁種蒼生司命》（安徽：安徽科學技術出版社，1995，新安醫籍叢刊・雜著類），卷 3，頁 127。

462 〔明〕王綸：《明醫雜著》（北京：人民衛生出版社，2007），卷 1，頁 27。

463 〔明〕王綸：《明醫雜著》，卷 2，頁 64。

464 〔明〕虞摶：《醫學正傳》（北京：中醫古籍出版社，2002），卷六，頁 330。

465 〔明〕虞摶：《醫學正傳》，卷六，頁 336。

466 高爾鑫：《汪石山醫學全書》（北京：中國中醫藥出版社，1999），卷 10，頁 784。

467,468,469,470,471,472,473,474,475,476,477,478,479 《醫方集宜》、480 《脈症治方》、481,482

467　〔明〕徐春甫：《古今醫統大全》（台北：新文豐出版社，1978），卷 2，頁 268。

468　〔明〕徐春甫：《古今醫統大全》，卷 4，頁 528-529。

469　〔明〕徐春甫：《古今醫統大全》，卷 4，頁 590。

470　〔明〕徐春甫：《古今醫統大全》，卷 13，頁 1445。

471　〔明〕徐春甫：《古今醫統大全》，卷 28，頁 2256。

472　〔明〕徐春甫：《古今醫統大全》，卷 30，頁 2320。

473　〔明〕徐春甫：《古今醫統大全》，卷 30，頁 2329。

474　〔明〕徐春甫：《古今醫統大全》，卷 43，頁 2964。

475　〔明〕徐春甫：《古今醫統大全》，卷 48，頁 3334。

476　〔明〕徐春甫：《古今醫統大全》，卷 68，頁 4383-4388。

477　〔明〕徐春甫：《古今醫統大全》，卷 69，頁 4417。

478　〔明〕徐春甫：《古今醫統大全》，卷 73，頁 4547。

479　〔明〕徐春甫：《古今醫統大全》，卷 74，頁 4576。

480　〔明〕丁鳳：《醫方集宜》（上海：上海科學技術出版社，1988），卷 3，頁 89。

481　〔明〕吳正倫：《脈症治方》（北京：學苑出版社，1988），卷 4，頁 124。

482　〔明〕吳正倫：《脈症治方》，卷 4，頁 136。

《醫學綱目》、[483,484,485,486,487,488,489,490] 《保命歌括》、[491,492] 《赤水玄珠》、

[483] 百家諸子中國哲學書電子化計劃：維基->醫學綱目->卷之十四 肝膽部 閉癃遺溺，https://ctext.org/wiki.pl?if=gb&chapter=318116, 第 19 行
[484] 百家諸子中國哲學書電子化計劃：維基->醫學綱目->卷之十四 肝膽部 閉癃遺溺，https://ctext.org/wiki.pl?if=gb&chapter=318116, 第 53 行
[485] 百家諸子中國哲學書電子化計劃：維基->醫學綱目->卷之十七 心小腸部 諸見血門，https://ctext.org/wiki.pl?if=gb&chapter=404123, 第 27 行
[486] 百家諸子中國哲學書電子化計劃：維基->醫學綱目->卷之十七 心小腸部 諸見血門，https://ctext.org/wiki.pl?if=gb&chapter=908119, 第 337 行
[487] 百家諸子中國哲學書電子化計劃：維基->醫學綱目->卷之十七 心小腸部 卒中暴厥，https://ctext.org/wiki.pl?if=gb&chapter=447950, 第 25 行
[488] 百家諸子中國哲學書電子化計劃：維基->醫學綱目->卷之二十一脾胃門 內傷飲食，https://ctext.org/wiki.pl?if=gb&chapter=585128, 第 43 行
[489] 百家諸子中國哲學書電子化計劃：維基->醫學綱目->卷之二十二脾胃部 嘔吐膈氣總論 ，https://ctext.org/wiki.pl?if=gb&chapter=433475, 第 223-232 行
[490] 百家諸子中國哲學書電子化計劃：維基->醫學綱目->卷之三十二傷寒部，https://ctext.org/wiki.pl?if=gb&chapter=462481, 第 339 行
[491] 傅沛藩、姚昌綬、王曉萍：《萬密齋醫學全書：保命歌括》（北京：中國中醫藥出版社，1999），卷 19，頁 174。
[492] 傅沛藩、姚昌綬、王曉萍：《萬密齋醫學全書：保命歌括》（北京：中國中醫藥出版社，1999），卷 24，頁 198。

493,494,495,496,497,498《醫學入門》、499,500,501,502,503《古今醫鑒》、504,505,506《明醫指掌》、507《刪補頤生微論》、508《萬病回春》、509,510,511《壽世保元》、

493 〔明〕孫一奎:《赤水玄珠全集》(北京:人民衛生出版社,1986),卷 9,頁 400。

494 〔明〕孫一奎:《赤水玄珠全集》,卷 9,頁 415。

495 〔明〕孫一奎:《赤水玄珠全集》,卷 10,頁 428。

496 〔明〕孫一奎:《赤水玄珠全集》,卷 15,頁 608、614、616。

497 〔明〕孫一奎:《赤水玄珠全集》,卷 16,頁 657。

498 〔明〕孫一奎:《赤水玄珠全集》,卷 19,頁 756。

499 〔明〕李梴:《醫學入門》(天津:天津科學技術出版社,1999),卷 1,頁 129、176、189、209、241、253。

500 〔明〕李梴:《醫學入門》,卷 3,頁 632、651。

501 〔明〕李梴:《醫學入門》,卷 4,頁 789、797、915-916。

502 〔明〕李梴:《醫學入門》,卷 6,頁 1265。

503 〔明〕李梴:《醫學入門》,卷 7,頁 1394、1487-1488。

504 〔明〕龔信:《古今醫鑒》(北京:中國中醫藥出版社,1997),卷 4,頁 112、115。

505 〔明〕龔信:《古今醫鑒》,卷 8,頁 233、237、238。

506 〔明〕龔信:《古今醫鑒》(北京:中國中醫藥出版社,1997),卷 13,頁 390-391。

507 〔明〕皇甫中:《明醫指掌》(北京:人民衛生出版社,1982),卷 5,頁 127、135。

508 包來發:《李中梓醫學全書:刪補頤生微論》(北京:中國中醫藥出版社,1999),卷下,頁 709。

509 李世華、王育學:《龔廷賢醫學全書:萬病回春》(北京:中國中醫藥出版社,1999),卷 1,頁 222。

510 李世華、王育學:《龔廷賢醫學全書:萬病回春》,卷 2,頁 274。

511 李世華、王育學:《龔廷賢醫學全書:萬病回春》,卷 4,頁 336-337。

512,513,514,515,516 《濟世全書》、517,518,519 《醫貫》、520 《濟陽綱目》、
521,522,523,524,525,526,527,528,529 《類經》、530 《景岳全書》、531 《簡明醫穀》、

512 李世華、王育學:《龔廷賢醫學全書:壽世保元》,卷 1,頁 486、488。
513 李世華、王育學:《龔廷賢醫學全書:壽世保元》,卷 4,頁 624。
514 李世華、王育學:《龔廷賢醫學全書:壽世保元》,卷 5,頁 663、665、
     667。
515 李世華、王育學:《龔廷賢醫學全書:壽世保元》,卷 8,頁 750。
516 李世華、王育學:《龔廷賢醫學全書:壽世保元》,卷 10,頁 821。
517 李世華、王育學:《龔廷賢醫學全書:濟世全書》(北京:中國中醫藥出版
     社,1999),卷 2,頁 887。
518 李世華、王育學:《龔廷賢醫學全書:濟世全書》,卷 3,頁 931、933。
519 李世華、王育學:《龔廷賢醫學全書:濟世全書》,卷 7,頁 1033。
520 〔明〕趙獻可:《醫貫》(北京:人民衛生出版社,1959),卷 5,頁 68、
     69-70、72。
521 蘇禮:《武之望醫學全書:濟陽綱目》(北京:中國中醫藥出版社,1999),
     卷 1,頁 300-301。
522 蘇禮:《武之望醫學全書:濟陽綱目》,卷 12,頁 430。
523 蘇禮:《武之望醫學全書:濟陽綱目》,卷 18,頁 469。
524 蘇禮:《武之望醫學全書:濟陽綱目》,卷 21,頁 497-499。
525 蘇禮:《武之望醫學全書:濟陽綱目》,卷 24,頁 602、608。
526 蘇禮:《武之望醫學全書:濟陽綱目》,卷 62,頁 880。
527 蘇禮:《武之望醫學全書:濟陽綱目》,卷 64,頁 894。
528 蘇禮:《武之望醫學全書:濟陽綱目》,卷 92,頁 1162。
529 蘇禮:《武之望醫學全書:濟陽綱目》,卷 97,頁 1196。
530 李志庸:《張景岳醫學全書:類經》(北京:中國中醫藥出版社,1999),頁
     3、97、105-106、158-159、384-387、414-415、565、598。
531 李志庸:《張景岳醫學全書:景岳全書》,(北京:中國中醫藥出版社,
     1999),頁 888、926、928、933、973、977、1079-1081、1086-1087、
     1116、2397-1298、1601、1655、1707-1708。

532,533,534,535,536,537《景岳全書》、《丹臺玉案》、538《醫宗必讀》539及《軒岐救正論》540,541,542，共計有二十七本典籍。此外《訂正太素脈祕訣》543,544,545的內容與綜合醫書相關，故在此類一併討論。有關《景岳全書》的內容可參見本章醫經論關格一節。其餘綜合醫書各章節內容參見附錄圖十一、圖十二。

　　「關格」一詞在綜合醫書典籍中的資料可說浩如煙海，若單以典籍內

532　百家諸子中國哲學書電子化計劃：維基->簡明醫彀->卷 1，
　　　https://ctext.org/wiki.pl?if=gb&chapter=803638，第 38 行

533　百家諸子中國哲學書電子化計劃：維基->簡明醫彀->卷 2，
　　　https://ctext.org/wiki.pl?if=gb&chapter=454132，第 36 行

534　百家諸子中國哲學書電子化計劃：維基->簡明醫彀->卷 3，
　　　https://ctext.org/wiki.pl?if=gb&chapter=890271，第 45 行

535　百家諸子中國哲學書電子化計劃：維基->簡明醫彀->卷 3，
　　　https://ctext.org/wiki.pl?if=gb&chapter=890271，第 52-55 行

536　百家諸子中國哲學書電子化計劃：維基->簡明醫彀->卷 3，
　　　https://ctext.org/wiki.pl?if=gb&chapter=890271，第 142 行

537　百家諸子中國哲學書電子化計劃：維基->簡明醫彀->卷 4，
　　　https://ctext.org/wiki.pl?if=gb&chapter=520133，第 12 行

538　〔明〕孫文胤：《丹臺玉案》（上海：上海科學技術出版社，1984），卷 3，
　　　頁 35。

539　包來發：《李中梓醫學全書：醫宗必讀》（北京：中國中醫藥出版社，
　　　1999），卷 6，頁 190。

540　〔明〕蕭京：《軒岐救正論》（台北：啓業書局有限公司，1985），卷 2，頁
　　　79。

541　〔明〕蕭京：《軒岐救正論》，卷 2，頁 105。

542　〔明〕蕭京：《軒岐救正論》，卷 2，頁 139。

543　曹炳章編：《中國醫學大成（十）：重訂太素脈秘訣 》（上海：上海科學技
　　　術出版社，1990），卷下，頁 3。

544　曹炳章編：《中國醫學大成（十）：重訂太素脈秘訣 》（上海：上海科學技
　　　術出版社，1990），卷下，頁 60。

545　百家諸子中國哲學書電子化計劃：維基->簡明醫彀->卷 3，
　　　https://ctext.org/wiki.pl?if=gb&chapter=369002。

容敘述則不一而足，因此就此類典籍各卷的章節內容一一統計，內容參見表六－3。

表 六－3 明代載有「關格」一詞之綜合醫書類典籍卷名分類表

	卷名內容	典籍書名
1	虛損	《玉機微義》《古今醫統大全》《赤水玄珠》《醫學入門》《濟陽綱目》《景岳全書》
2	痰、痰飲	《玉機微義》《明醫雜著》《古今醫統大全》《脈症治方》《醫學綱目》《醫學入門》《古今醫鑒》《萬病回春》《濟世全書》《濟陽綱目》《簡明醫㲄》《丹臺玉案》
3	淋閉	《玉機微義》《醫學正傳》《古今醫鑒》
4	嘔吐	《祕傳證治要訣及類方》《濟陽綱目》
5	食厥	《邁種蒼生司命》
6	霍亂	《醫學原理》《保命歌括》《赤水玄珠》《明醫指掌》
7	翻胃	《古今醫統大全》
8	脹滿	《古今醫統大全》
9	痞滿	《保命歌括》
10	噎膈	《明醫指掌》《醫貫》
11	腹脹	《簡明醫㲄》
12	梅核氣	《簡明醫㲄》
13	關格	《古今醫統大全》《醫方集宜》《醫學綱目》《古今醫鑒》《萬病回春》《壽世保元》《濟世全書》《濟陽綱目》《類經》《景岳全書》《簡明醫㲄》
14	閉結、二便閉大小便不通	《古今醫統大全》《赤水玄珠》《壽世保元》《濟世全書》

	卷名內容	典籍書名
15	便癃（小便不通）、小便閉	《古今醫統大全》《醫學綱目》《赤水玄珠》《醫貫》《濟陽綱目》《壽世保元》《濟世全書》《景岳全書》
16	痔漏	《古今醫統大全》
17	溲血、小便血溺血	《醫學綱目》《赤水玄珠》《濟陽綱目》
18	內經‧脈	《古今醫統大全》《醫學入門》
19	傷寒（頭汗）	《古今醫統大全》《醫學綱目》《醫學入門》《壽世保元》
20	中風	《濟陽綱目》《簡明醫彀》
21	類中風‧氣中	《醫宗必讀》
22	積癖、癖疾	《壽世保元》《濟世全書》
23	懸癰	《濟陽綱目》

　　經表六－3的統計後，有以下幾點值得提出加以討論：

　　第一，在許多典籍中「痰」或「痰飲」出現的頻率最高，是形成「關格」最主要的病機之一，在第五章〈宋元前「關格」一詞涵義之演變〉中，曾提及元‧《丹溪心法》始有「關格」與痰的相關記錄。在《中國史新論──醫療史分冊》中提到，金元四家這個以理學傳承爲模式的醫學大傳統，對明清主流醫學的發展有深遠的影響，其中以朱震亨（丹溪）的角色最爲重要。[546]因此可以說，朱丹溪對「關格」的認識就成爲影響明代醫家解釋「關格」最大的一個關鍵，其影響不容忽視。

　　第二就是徐春甫的《古今醫統大全》，徐春甫在習醫過程中，深感古今醫書典籍浩瀚，加之輾轉抄刻，訛誤嚴重，決心對前人醫著進行整理。

---

[546] 生命醫療史研究室：《中國史新論：醫療史分冊》（台北：中央研究院、聯經出版公司，2015），頁312。

他從《內經》入手，對秦漢以來的 230 多種醫學方面的重要典籍進行校正，取各家之長，分門別類歸納整理，經歷數十年，於嘉靖 35 年（1556）編成《古今醫統大全》。從表格中可見，自《古今醫統大全》後，「關格」一詞在綜合醫書中才常別列一卷而詳述其內容。

此外，由表格可知，綜合醫書對「關格」的記載內容非常豐富，包括虛損、痰飲、淋閉、嘔吐、食厥、霍亂、翻胃、脹滿、痞滿、噎膈、腹脹、梅核氣，乃至於祕結（二便閉或大小便不通）、癃（小便閉或小便不通）、痔漏、溲血，另外還有原本《內經》及《傷寒》的內容，都可見明代醫家整理「關格」一詞的詳盡程度。

第六節　臨證各科論「關格」

明代的臨症各科類典籍，有《雜病治例》、《外科心法》、《外科理例》、《嬰童百問》、《痘疹心法》、《解圍元藪》、《幼幼集》、《雜病證治準繩》、《女科證治準繩》、《幼科證治準繩》、《痰火點雪》、《小兒諸證補遺》、《審視瑤函》、《絳雪丹書》及《芷園素社痎瘧論疏》共十五本。另有《針灸大成》內容與此類相關，也歸在此類，臨症各科類醫書各章節內容參見附錄圖十三。

臨症各科類典籍內有包含雜病、外科、婦科、兒科及眼科的典籍，因此本文依各科來分析其內容。

《雜病治例》相較於其他同類著作，其年代較早，成書於明成祖永樂六年（AD.1408），此書與本文搜尋含有「關格」一詞時間最近的典籍《祕傳證治要訣及類方》（成書於 AD.1441 年）也有一段時間的差異，但自《雜

病治例》後，除了《醫學正傳》及《古今醫鑒》二書外，「關格」一詞在明代未再出現於「淋閉」的章節。反觀宋元以前的典籍有多處出現在此章節，因此應可再做進一步的探討有關「淋閉」與「關格」一詞的分歧時間。

《雜病治例・淋》

　　解熱 關格 者分利之，涼血火府丹，木通，黃芩各一兩，生地二兩。不渴而小便閉者，滋腎丸，知母，黃柏。

　　宣吐之以提其氣，氣升則水自下，以二陳吐之，吐中便有降，關格 必用吐，提其氣之橫絡，不必在出痰也。[547]

而後有《外科心法》記載病案一則，內容如下

《外科心法・卷三・腫瘍不足》

　　沈侍御文燦，患臀腫痛，小便不利。彼謂 關格症，以艾蒸臍，大便亦不利。以降火分利之藥治，不應。予診其脈數膿成，此癰患也。遂針之，出膿數碗許，大便即利。五日陰囊腫脹，小便不行，仍針之，尿膿大洩，氣息奄奄，脈細，汗不止，潰處愈張。復用大劑參、耆、歸、朮之藥猶緩。俾服獨參湯至二斤，氣稍復。又服獨參膏至十餘斤，兼以托裏藥，兩月餘而平。大抵瘡瘍膿血之洩，先補血氣爲主，雖有他病，當從末治。[548]

---

547 姜典華：《劉純醫學全書：雜病治例》（北京：中國中醫藥出版社，1999），頁 484。
548 盛維忠：《薛立齋醫學全書：外科心法》（北京：中國中醫藥出版社，1999），卷 3，頁 192。

而《外科理例‧卷五‧臀癰一百十七》[549]內容與《外科心法》完全相同，此病案是第一例出現有癰腫痛而出現小便不利，或大便亦不利，因而稱爲「關格症」的醫案，可見薛立齋認爲只要有出現小便不利的症狀，就可稱爲是「關格」的症狀。

　　王肯堂的《證治準繩‧雜病》中先在《諸傷門‧虛勞》[550]、《諸嘔逆門‧嘔吐》[551]及《諸嘔逆門‧關格》[552]分別提及「關格」。在「關格」一節中開宗明義說：

　　　　「關者不得小便，格者吐逆，上下俱病者也」。

　　又說

　　　　「蓋關格之名義，格者拒捍其外，入者不得內。關者閉塞其內，出者不得洩。豈不明且盡乎。後世妄以小便不通爲格，大便不通爲關，泛指在下陰陽二竅者爲言，及乎陰陽之大法者，不復窮已，抑非獨此也。復有以陰陽格絕之證，通爲關格之病者，是非錯亂，有可嘆焉。」

　　因此王肯堂認爲，只要符合陰陽大法，則對「關格」一詞的說法則可無窮盡的衍申其義，不必一定認爲只要大小便不通才能爲「關格」。其中摘錄易水學派的張璧（張元素之子，號云岐子）所言：

---

[549] 高爾鑫：《汪石山醫學全書：外科理例》（北京：中國中醫藥出版社，1999），頁 423。
[550] 陳拯：《王肯堂醫學全書：證治準繩》（北京：中國中醫藥出版社，1999），頁 29。
[551] 陳拯：《王肯堂醫學全書：證治準繩》，頁 97。
[552] 陳拯：《王肯堂醫學全書：證治準繩》，頁 108-109。

「云岐子云：陰陽易位，病名關格。胸膈上陽氣常在，則熱爲主病。身半以下，陰氣常在，則寒爲主病。寒反在胸中，舌上白胎，而水漿不下，故曰格，格則吐逆。熱在丹田，小便不通，故曰關，關則不得小便。胸中有寒，以熱藥治之。丹田有熱，以寒藥治之。若胸中寒熱兼有，以主客之法治之，治主當緩，治客當急」。[553]

　　這仍是以《傷寒論》吐逆，小便不利，謂之關格的說法爲主，但明確的說明胸陽與丹田的「陰陽易位，病名關格」，其「治主當緩，治客當急」的說法雖說是從王好古而來，然說明更爲清楚。

　　而《證治準繩·雜病·七竅門》是首先見到「關格」一詞出現於眼科的典籍，分別見於「珠突出眶證」、[554]「黃膜上衝證」、[555]「暴盲」[556]「雀盲」、[557]「黑夜睛明證」[558]。《雜病證治準繩》系統地引用了《黃帝內經》、《甲乙經》、《外台祕要》、《原機啓微》、《眼科龍木論》諸書的有關論述，及李東垣、張子和、王好古、朱丹溪、樓全善、戴復庵等醫家的見解。而後《審視瑤函》一書承襲《證治準繩·雜病·七竅門》的內容，這可由《證治準繩》眼病 178 證中，《審視瑤函》中保留有 111 證，幾占全書的 60% 而確知。[559]不過，在眼科典籍裡，「關格」一詞多用於引申其義爲陰陽閉塞不通的現象，與大小便不通的本意則相去甚遠。

---

[553] 陳拯：《王肯堂醫學全書：證治準繩》，頁 109。
[554] 陳拯：《王肯堂醫學全書：證治準繩》，頁 260。
[555] 陳拯：《王肯堂醫學全書：證治準繩》，頁 262。
[556] 陳拯：《王肯堂醫學全書：證治準繩》，頁 276。
[557] 陳拯：《王肯堂醫學全書：證治準繩》，頁 277。
[558] 陳拯：《王肯堂醫學全書：證治準繩》，頁 286。
[559] 和中浚：《帶你走進「審視瑤函」》（北京：人民軍醫出版社，2008），頁 11。

《證治準繩・雜病・第七冊・七竅門上・目・目妄見》

　　【黑夜精明證】夫人體天地之陰陽，晝明夜晦，理之常也。今晦冥之中倏忽見物，是背於陰陽矣。乃水火不交，精華關格，乖亂不和，陽光飛越之害。不能培養陰精，以留制陽光，而自以爲精華之盛，至於光墜而盲始悔之，不巳晚乎。

《證治準繩・雜病・第七冊・七竅門上・目・暴盲》

　　暴盲　平日素無他病，外不傷輪廓，内不損瞳神，倏然盲而不見也。病致有三，曰陽寡、曰陰孤、曰神離。乃痞塞關格之病，病於陽傷者，緣忿怒暴悖，恣酒嗜辣，好燥膩，及久患熱病痰火人得之，則煩躁祕渴。

　　因此在《證治準繩》及《審視瑤函》中，可以見到「精華關格」、「痞塞關格」的說法，這種說法在之前是未曾出現過的，因此得見王肯堂確實是以「陰陽」來論述「關格」一詞，可爲一種病機的敘述，不局限於疾病及症狀。

　　而兒科典籍多以中焦失調而爲關格，如《嬰童百問》中「惟失哺失調，三焦關格，以致水飲停滯，腸胃不能宣通，如冷氣搏之，則結聚而成癖」；[560]《幼幼集》中「過食肥甘之物，停蓄胃中，以致清氣不上升，濁氣不下降，關格而發搐」；[561]《小兒諸證補遺》中「小腸爲受盛之官，最宜溫和，有傷則結滯，嘔逆，關格等證必作」。[562]而《幼科證治準繩》雖提及「急

---

[560] 〔明〕魯伯嗣：《嬰童百問》（中醫古籍善本叢刊：上海：上海書店出版社，1985），卷5，第46問。

[561] 國學大師首頁> 古籍在線 >《新刻幼幼集 四卷》> 第2冊，http://www.guoxuemi.com/gjzx/314585teob/40514/

[562] 〔明〕張昶：《小兒諸證補遺》（中醫古籍珍稀抄本精選：上海：上海科學技術出版社，2004），頁16。

驚以關格不通」[563]，然未見病機及症狀，因此無法辨明。

　　至於《痘疹心法》已在本草類典籍敘述，《解圍元藪》、[564,565]《女科證治準繩》、[566]《痰火點雪》、[567]《絳雪丹書》、[568]《芷園素社痎瘧論疏》[569]及《針灸大成》[570]內容皆出自前述之典籍，不再贅述。詳細章節請參附錄圖十三。

第七節 小結

　　對於「關格」一詞的涵義做論述，在明代典籍中仍可見：①醫經類主要闡釋為病名、病理狀態及危候之脈象；②本草類則為小便不利或大小便不通之症狀；③傷寒類則以吐逆、小便不利或吐逆、食不得入為主證，並以頭汗，小便不利為危象；④方書類則見以二便不通及五臟勞為關格之病或大小便不通之危重狀態。⑤綜合醫書則載有包括嘔吐、痰飲、淋閉、癃、霍亂、小便閉、二便閉等內容。⑥各科醫書則各有其訓詁及修辭的含意。

563　陳拯：《王肯堂醫學全書‧幼科證治準繩》（北京：中國中醫藥出版社，1999），頁 1496。

564　曹炳章：《中國醫學大成續集（三十二）：解圍元藪》（上海：上海科學技術出版社，2000），卷 1，頁 3。

565　曹炳章：《中國醫學大成續集（三十二）：解圍元藪》，卷 2，頁 95。

566　陳拯：《王肯堂醫學全書‧女科證治準繩》（北京：中國中醫藥出版社，1999），頁 2118。

567　曹炳章：《中國醫學大成（十九）：痰火點雪 》（上海：上海科學技術出版社，1990），卷 3，頁 36。

568　〔明〕趙貞觀：《絳雪丹書》（北京：人民軍醫出版社，2010），頁 113。

569　〔明〕盧之頤：《痎瘧論疏》（四庫醫學叢書：北京：上海古籍出版社，1991），頁 77。

570　曹炳章：《中國醫學大成續集（四十一）：針灸大成》，卷 10，頁 1296。

自明代起，社會穩定，造紙工業發達，印刷技術進步，交通也較宋金元時期有所發展，爲醫學書籍的編撰刊印創造了良好條件，出版了大量的全書、類書、叢書和醫學入門書，加上儒醫的盛行，典籍流通相對的更多，也有更多的綜合性整理的醫書出現，相對於宋元時期方書典籍較多而言，明代含有「關格」一詞的綜合醫書佔了所有書籍的31%，但這也致使「關格」一詞的涵義爭論紛起，莫衷一是。

然而，這一時期的醫學思想，完全是以內經、難經、傷寒論、本草經等爲理論基礎，所謂「理必內經，法必仲景，藥必本草」，[571]由此可見，明代的書籍中在理論的闡述與典籍的整理，對於「關格」涵義的理解，自然隨各醫家而有所不同。

其中，因徐春甫的《古今醫統大全》影響明代中後期醫家對「關格」的重視，而使之後醫家的諸多著作均將「關格」別列一門討論。本文認爲在張介賓的《景岳全書》中列出的「關格」一門，是自宋元以來，以遵《黃帝內經》的內涵，將「關格」證治解釋發揮最爲深入的一種論述方式。而王肯堂則是以《黃帝內經》的精神，發揮於《傷寒論》的症狀，甚至更廣義的去論述「關格」一詞的涵義。

然而，本草及方書的內容乃是基於臨床治療需要所產生的經驗，因此產生以症狀爲主的敘述與黃帝內經的理論並不相違背，雖同樣的使用「關」、「格」二字的內涵，但卻將表現在不同事物上，頗有一字雙關的意涵，這樣的敘述方式，在宋元以前典籍知識尚無法大量流通的時代，每位醫師的傳承及所能獲取的典籍種類多寡不同而有不同的看法，是可以被認可的。且由上述的內容分析，醫經類、本草類、傷寒類方書類的典籍確有其各自的傳承性，因此作者認爲藥物與方劑基於臨床的實用性，與《黃帝內經》和《傷寒論》的整體思想架構在明代前的確有其區隔性存在。

---

[571] 史仲序：《中國醫學史》（台北：正中書局，1984），頁 121-122。

第七章 清代至民初時期「關格」一詞涵義之演變

　　清代的時間劃分應在 1645 年 1 月～1912 年 2 月間所刊行之典籍，然而中華醫典中也有一些清末民初的醫家，因此將範圍擴大到《中華醫典》中能查詢到的年代書籍，共計得到有關「關格」一詞的典籍共 207 種，亦以上述中醫文獻分類法分類及交叉比對其內容，再深入探討「關格」一詞概念發生演變的過程和對後世使用「關格」一詞的影響。

第一節 醫經論「關格」

　　清代以後的醫經典籍共有三十八本，其中包含醫經類書籍二十本以及診法類書籍十五本，之所以將醫經類及診法類典籍分開討論，是因爲其內容有各自的獨特性。醫經類典籍有《素問經注節解》、[572]《黃帝內經靈

572　〔日〕湯本求真：《皇漢醫學：素問經注節解》（北京：人民衛生出版社，1956），卷 1，頁 42，49-51。

樞集注》、^{573,574,575}《黃帝內經素問集注》、^{576,577,578}《內經博議》、⁵⁷⁹《素問靈樞類纂約注》、^{580,581}《黃帝素問直解》、⁵⁸²《靈素節注類編》、^{583,584}《難經經釋》、^{585,586}《古本難經闡注》、⁵⁸⁷《四聖心源》、⁵⁸⁸《醫經原旨》、^{589,590}

573 張田仁主編：《張志聰醫學全書；黃帝內經靈樞集注》（北京：中國中醫藥出版社，1999），卷 1，頁 402。

574 張田仁：《張志聰醫學全書；黃帝內經靈樞集注》，卷 2，頁 446。

575 張田仁：《張志聰醫學全書；黃帝內經靈樞集注》，卷 6，頁 523。

576 張田仁：《張志聰醫學全書；黃帝內經素問集注》（北京：中國中醫藥出版社，1999），卷 2，頁 47。

577 張田仁：《張志聰醫學全書；黃帝內經素問集注》，卷 3，頁 69。

578 張田仁：《張志聰醫學全書；黃帝內經素問集注》，卷 9，頁 351。

579 裘慶元：《珍本醫書集成（一）：內經博議》（北京：中國中醫藥出版社，1999），卷 2，頁 43。

580 項長生：《汪昂醫學全書：素問靈樞類纂約注》（北京：中國中醫藥出版社，1999），卷中，頁 32。

581 項長生：《汪昂醫學全書：素問靈樞類纂約注》，卷下，頁 63。

582 〔清〕高士宗：《黃帝素問直解》（北京：科學技術文獻出版社，1998），卷 2，頁 78、120。

583 百家諸子中國哲學書電子化計劃：維基->靈素節注類編
https://ctext.org/wiki.pl?if=gb&chapter=489355

584 百家諸子中國哲學書電子化計劃：維基->靈素節注類編
https://ctext.org/wiki.pl?if=gb&chapter=269719

585 劉洋：《徐靈胎醫學全書：難經經釋》（北京：中國中醫藥出版社，1999），卷上，頁 8。

586 劉洋：《徐靈胎醫學全書：難經經釋》，卷下，頁 28。

587 〔清〕丁錦：《古本難經闡註》（新北：晶冠出版，2014），頁 89-91、124-127、193。

588 孫洽熙：《黃元御醫學全書：四聖心源》（北京：中國中醫藥出版，1996），卷 3，頁 709-710。

589 〔清〕薛雪：《醫經原旨》（上海：上海中醫學院出版社，1992），卷 2，頁 87、98-99。

590 〔清〕薛雪：《醫經原旨》，卷 3，頁 150。

《素靈微蘊》、[591,592]《難經懸解》、[593]《靈樞懸解》、[594,595]《難經古義》、[596,597]《素問識》、[598]《難經疏證》、[599,600]《靈樞識》、[601,602,603,604]《素問紹識》、[605]《難經正義》、[606,607]《內經評文》，[608,609,610]共二十一本。其年代先後順序及內容分類可參考附錄圖十四。

---

[591] 孫洽熙：《黃元御醫學全書：素靈微蘊》（北京：中國中醫藥出版，1996），卷 2，頁 832。

[592] 孫洽熙：《黃元御醫學全書：素靈微蘊》，卷 4，頁 850。

[593] 孫洽熙主校：《黃元御醫學全書：難經懸解》（北京：中國中醫藥出版，1996），卷下，頁 355。

[594] 孫洽熙主校：《黃元御醫學全書：靈樞懸解》（北京：中國中醫藥出版，1996），卷 5，頁 242-243。

[595] 孫洽熙主校：《黃元御醫學全書：靈樞懸解》，卷 1，頁 280。

[596] 〔日〕滕萬卿：《難經古義》（香港：醫林書局，1930），卷上，頁 20。

[597] 〔日〕滕萬卿：《難經古義》（香港：醫林書局，1930），卷下，頁 14。

[598] 〔日〕湯本求真：《皇漢醫學：素問識》（北京：人民衛生出版社，1956），卷 2，頁 48、58-59、82-83。

[599] 〔日〕湯本求真：《皇漢醫學：難經疏證》（北京：人民衛生出版社，1956），卷上，頁 6-7。

[600] 〔日〕湯本求真：《皇漢醫學：難經疏證》，卷下，頁 57。

[601] 曹炳章：《中國醫學大成（三）：靈樞識》（上海：上海科學技術出版社，1990），卷 2，頁 14。

[602] 曹炳章：《中國醫學大成（三）：靈樞識》，卷 3，頁 40。

[603] 曹炳章：《中國醫學大成（三）：靈樞識》，卷 5，頁 1。

[604] 曹炳章：《中國醫學大成（三）：靈樞識》，卷 6，頁 12。

[605] 〔日〕湯本求真：《皇漢醫學：素問紹識》（北京：人民衛生出版社，1956），卷 2，頁 45。

[606] 〔清〕葉霖：《難經正義》（上海：上海科學技術出版社，1981），卷 1，頁 5-7。

[607] 〔清〕葉霖：《難經正義》，卷 3，頁 68-69。

[608] 鄭洪新：《周學海醫學全書：內經評文》（北京：中國中醫藥出版社，1999），卷 2，頁 132。

[609] 鄭洪新：《周學海醫學全書：內經評文》，卷 4，頁 145。

[610] 鄭洪新：《周學海醫學全書：內經評文》，卷 8，頁 168-169。

而診法類典籍有《脈訣匯辨》、[611]《脈訣闡微》、[612,613]《診宗三昧》、[614]《脈貫》、[615]《四診抉微》、[616]《醫學脈燈》、《脈理求真》、[617]《脈象統類》、[618]《脈學輯要》、[619,620,621]《重訂診家直訣》、[622]《脈義簡摩》、[623,624]《脈簡補義》、[625]《形色外診簡摩》、[626]《辨脈平脈章句》、[627]《診脈三十

---

[611] 曹炳章:《中國醫學大成續集(九):脈訣匯辨》(上海:上海科學技術出版社,2000),卷1,頁11。

[612] 柳長華:《陳士鐸醫學全書:脈訣闡微》(北京:中國中醫藥出版社,1999),篇3,頁69。

[613] 柳長華:《陳士鐸醫學全書:脈訣闡微》,篇4,頁72。

[614] 張民慶:《張璐醫學全書:診宗三昧》(北京:中國中醫藥出版社,1999),頁952,954。

[615] 〔清〕王賢:《脈貫》(北京:中國中醫藥出版社,2004),卷1,頁1-2。

[616] 曹炳章編:《中國醫學大成續集(十):四診抉微》(上海:上海科學技術出版社,2000),卷5,頁254、258。

[617] 〔清〕黃宮繡:《脈理求真》(北京:人民衛生出版社,1959),卷1,頁5、10-11。

[618] 田思勝主編:《沈金鰲醫學全書:脈象統類》(北京:中國中醫藥出版社,1999),頁6。

[619] 〔日〕湯本求真:《皇漢醫學:脈學輯要》(北京:人民衛生出版社,1956),卷上,頁10,15。

[620] 〔日〕湯本求真:《皇漢醫學:脈學輯要》,卷中,頁17。

[621] 〔日〕湯本求真:《皇漢醫學:脈學輯要》,卷下,頁57。

[622] 鄭洪新:《周學海醫學全書:重訂診家直訣》(北京:中國中醫藥出版社,1999),卷下,頁647。

[623] 鄭洪新:《周學海醫學全書:脈義簡摩》(北京:中國中醫藥出版社,1999),卷2,頁424。

[624] 鄭洪新:《周學海醫學全書:脈義簡摩》,卷4,頁439、442、445、450、451。

[625] 鄭洪新:《周學海醫學全書:脈簡補義》(北京:中國中醫藥出版社,1999),卷下,頁583。

[626] 鄭洪新:《周學海醫學全書:形色外診簡摩》(北京:中國中醫藥出版社,1999),卷上,頁333。

[627] 鄭洪新:《周學海醫學全書:辨脈平脈章句》(北京:中國中醫藥出版社,1999),卷下,頁622、625。

二辨》、[628]《脈訣新編》，共十六本，其章節內容可參見附錄圖十五。

大多數醫經類典籍仍依《黃帝內經》所述「關格」之闡釋分爲三種涵義：「一爲陰陽離決時的脈象狀態，二爲人體臟腑陰陽失和於天地四時陰陽之氣的病理狀態，三爲人體自身臟腑陰陽不相應時的病理狀態」，典籍內容與相關年代順序參見附錄圖十四。

清代以後的醫家，因爲典籍流通取得皆較容易的情況下，對「關格」涵義的解釋或闡述就有許多不同的看法。

汪昂在《素問靈樞類纂約注・卷中・病機第三》中注云：

「昂按：關格二字，字面雖殊，而意義則一。難經雖顛倒，疑無傷也。如素問脈要精微論，陰陽不相應，病名曰關格。是明以關格屬之病矣。又仲景平脈篇：下微本大者，則爲關格不通、不得尿。又曰：趺陽脈伏而澀，伏則吐逆，水穀不化，澀則食不得入，名曰關格。是仲景亦以關格爲病症。而二字之義，內經與仲景均未嘗細分也。又難經第三難曰：關之前者，陽之動也，遂上魚爲溢，爲外關內格，此陰乘之脈也。關以後者，陰之動也，遂入尺爲覆，爲內關外格，此陽乘之脈也，是亦以溢覆言脈，而以關格言病也。今馬氏既訾難經，復以仲景東垣丹溪爲非是，而指關格爲脈體，不亦並背內經乎。又曰：關爲陽不得入，格爲陰不得出，是兩脈共爲一病矣，于義亦難分也。）」[629]

本段說明汪昂認爲《內經》、及仲景並未曾細分「關」、「格」二字之義，皆以此爲病名。《難經》的「關格覆溢」，是以覆溢言脈，而以關格言

---

28 裘慶元：《珍本醫書集成（一）：診脈三十二辨》（北京：中國中醫藥出版社，1999），頁726。

9 項長生：《汪昂醫學全書》（北京：中國中醫藥出版社，1999），頁32。

-167-
「關格」一詞名義源流考

病。並非議馬蒔只以《難經》所言就認爲「關格」是脈體，然而《內經》中已有「關格病」之名，馬蒔所言也違背了《內經》之義。

而在《素問靈樞類纂約注‧卷下‧脈要第四》中注云：

> 「仲景東垣丹溪，皆以 關格 爲病症，馬玄臺非之，而以 關格 爲脈體。昂謂若以爲病症，當不止於膈食便閉二症。若以爲脈體，則內經脈經及諸家經論，並無所依據。且有是脈者，必有是病，馬氏何不實指其病爲何等乎。」[630]

汪昂在此更明確的批評馬蒔，《內經》、《脈經》及諸家經論均未言「關格」是一種脈體，若「關格」是脈體，那必須有其對應的疾病，怎會只有膈食及便閉二證而已，又爲何馬蒔不指出「關格脈」究竟是何種疾病呢？同樣張景岳也尊《內經》，同意馬蒔的說法，對丹溪、東垣、仲景的說法均有批評，這也與汪昂的說法相左。因此，「關格」究竟是脈體，抑或是病名，從明代至清代仍然論戰不休。

清代典籍中，醫經類還包含許多診法類的典籍，由於診法類的內容不同於醫經類，多爲「關格」脈象之闡述，故將其另外分出一類來討論。

在診法類典籍中最常見到以「洪弦類實」、「浮大弦硬」、「洪脈」、「伏脈」爲「關格」之脈。如《脈訣匯辨》云：

> 「洪弦類實矣，而眞陰大虧者，必 關格 倍常，是弦不可以概言實，而可消之乎！」

這段話最早出自《類經‧脈色篇‧三診六變與尺相應》一節，另外，

---

[630] 項長生：《汪昂醫學全書》（北京：中國中醫藥出版社，1999），頁63。

在《景岳全書・雜症謨・關格》一節中云：

「關格之脈，必弦大至極。夫弦者爲中虛，浮大者爲陰虛，此腎水大虧，有陽無陰之脈也」。

又云：

「故凡見寸口弦大至極，甚至四倍以上，且大且數者，便是關格之脈，不得誤認爲火證。餘嘗診此數人，察其脈則如弦如革，洪大異常，故云四倍；察其證則脈動身亦動，凡乳下之虛裏，臍傍之動氣，無不眘眘然、振振然與脈俱應者；察其形氣，則上有微喘，而動作則喘甚，肢體而力，而寤寐多慌張。謂其爲虛損，則本無咳嗽失血等證；謂其爲痰火，則又無實邪發熱等證，此關格之所以異也」。

在張景岳的著作中，皆以「洪弦類實」、「浮大弦硬」符合《內經》「人迎與寸口俱盛四倍以上，爲關格」的說法，認爲此二種脈象爲「關格」之脈。也似乎是最早見到以此說明「關格」脈象的典籍。

另一種對於「關格」之脈的敘述則爲伏脈，如《脈訣闡微》曰：

「右關見遲，中焦微冷。左關見伏，關格收藏」。

又如《脈象統類》曰：

「伏爲陰陽潛伏，關格閉塞之候，關前得之爲陽伏，關後得之爲陰伏，脈伏者不可發汗，痛甚者脈必伏」。

這些說法可能是由《傷寒論・平脈法篇》及《傷寒九十論・格陽關陰證》及而來，因《傷寒論・平脈法篇》曰：

「趺陽脈伏而澀，伏則吐逆, 水穀不化, 澀則食不得入，名曰關格」。

《傷寒九十論・格陽關陰證》曰：

「關脈沉伏而澀，尺寸有覆溢者，關格病也。」

這兩種說法均明確的說明病證與脈象，也因此在診法類的典籍記載中，有「洪弦類實」、「浮大弦硬」、「洪脈」、「伏脈」爲「關格」之脈的不同說法出現，有一部分原因是可能是醫家所宗典籍的不同所致，也值得再進一步深入的探討。

因此在清代以後，「關格」一詞在醫經類的涵義，除了原本《黃帝內經》及《難經》的說法之外，對於「關格」究竟是脈體，還是病名仍有許多不同的見解。而且在許多診法類的典籍中，也給予「關格」幾種代表性的脈象，這說明對清代醫家而言，「關格」應該代表的是一個疾病的名稱。

第二節 本草論「關格」

含有「關格」一詞的清代本草類典籍一共二十七本，依年代爲《本草崇原》、《本草擇要綱目》、《本草詳節》、《本草備要》、《本草新編》、

《本草易讀》、《本經逢原》、《神農本草經百種錄》、《本草從新》、《得配本草》、《本草綱目拾遺》、《本草求眞》、《要藥分劑》、《神農本草經讀》、《本草易讀》、《本草正義》、《本草述鉤元》、《本草分經》、《神農本草經贊》、《隨息居飲食譜》、《藥症忌宜》、《本草撮要》、《藥性賦》、《藥論》、《本草思辨錄》、《增訂偽藥條辨》、《本草簡要方》。另有《侶山堂類辯》、傷寒金匱類典籍《金匱要略廣注》、《金匱玉函經二注》的部分內容與本草藥物有關，有關各典籍所載有關「關格」之本草藥物內容可參見表七—1或附錄圖十六。

表 七—1 清代以後載有「關格」之本草類典籍藥物一覽表

清代以後本草書籍	本草藥物內容
《本草崇原》	髮髮[631]、瞿麥[632]
《本草擇要綱目》	瞿麥[633]、鬱李仁[634]
《本草詳節》	瞿麥穗[635]、鬱李仁[636]、人髮[637]

---

[631] 張田仁：《張志聰醫學全書》（北京：中國中醫藥出版社，1999），卷中，頁1135。

[632] 張田仁：《張志聰醫學全書》（北京：中國中醫藥出版社，1999），卷中，頁1153-54。

[633] 百家諸子中國哲學書電子化計劃：維基->本草擇要綱目，https://ctext.org/wiki.pl?if=gb&chapter=663197

[634] 百家諸子中國哲學書電子化計劃：維基->本草擇要綱目，https://ctext.org/wiki.pl?if=gb&chapter=885135

[635] 〔清〕閔鉞：《本草詳節》（北京：中國中醫藥出版社，2015），卷3，頁61-62。

[636] 〔清〕閔鉞：《本草詳節》，卷5，頁98。

[637] 〔清〕閔鉞：《本草詳節》，卷12，頁247。

清代以後本草書籍	本草藥物內容
《本草備要》	鬱李仁[638]、冬葵子[639]、大蒜[640]、髮[641]
《本草新編》	鬱李仁[642]、人乳[643]
《本經逢原》	瞿麥[644]、吳茱萸[645]、龍腦香[646]、髮[647]
《神農本草經百種錄》	髮髲[648]
《本草從新》	冬葵子[649]、鬱李仁[650]、大蒜[651]
《得配本草》	葵子[652]、龍腦香[653]、人乳[654]、血餘[655]

[638] 項長生：《汪昂醫學全書：本草備要》（北京：中國中醫藥出版社，1999），卷 1，頁 381。

[639] 項長生：《汪昂醫學全書：本草備要》，卷 2，頁 395。

[640] 項長生：《汪昂醫學全書：本草備要》，卷 4，頁 419。

[641] 項長生：《汪昂醫學全書：本草備要》，卷 8，頁 456。

[642] 〔清〕陳士鐸：《本草新編》（北京：中國中醫藥出版社，2008），卷 5，頁 249。

[643] 〔清〕陳士鐸：《本草新編》，卷 5，頁 307。

[644] 張民慶：《張璐醫學全書：本經逢原》（北京：中國中醫藥出版社，1999），卷 2，頁 831。

[645] 張民慶：《張璐醫學全書：本經逢原》，卷 3，頁 874。

[646] 張民慶：《張璐醫學全書：本經逢原》，卷 3，頁 879。

[647] 張民慶：《張璐醫學全書：本經逢原》，卷 4，頁 927-928。

[648] 劉洋主編：《徐靈胎醫學全書：神農本草經百種錄》（北京：中國中醫藥出版社，1999），上品，頁 64。

[649] 曹炳章：《中國醫學大成續集（八）：本草從新》（上海：上海科學技術出版社，2000），卷 3，頁 114。

[650] 曹炳章：《中國醫學大成續集（八）：本草從新》，卷 9，頁 264。

[651] 曹炳章：《中國醫學大成續集（八）：本草從新》，卷 11，頁 326。

[652] 曹炳章：《中國醫學大成續集（八）：得配本草》（上海：上海科學技術出版社，2000），卷 3，頁 228。

[653] 曹炳章：《中國醫學大成續集（八）：得配本草》，卷 7，頁 469。

[654] 曹炳章：《中國醫學大成續集（八）：得配本草》，卷 10，頁 645。

[655] 曹炳章：《中國醫學大成續集（八）：得配本草》，卷 10，頁 652。

清代以後本草書籍	本草藥物內容
《本草綱目拾遺》	老君需[656]、木竹子[657]
《本草求眞》	鬱李仁[658]、臟腑病症主藥・膀胱[659]
《要藥分劑》	薄荷[660]、髮髮[661]、鬱李仁[662]、冬葵子[663]
《神農本草經讀》	髮髮[664]
《本草易讀》	冬葵子[665]
《本草正義》	瞿麥[666]

[656] 曹炳章：《中國醫學大成續集（七）：本草綱目拾遺》（上海：上海科學技術出版社，2000），卷5，頁460。

[657] 曹炳章：《中國醫學大成續集（七）：本草綱目拾遺》，卷8，頁863。

[658] 〔清〕黃宮繡：《本草求真》（北京：中國中醫藥出版社，1997），卷7，頁336。

[659] 〔清〕黃宮繡：《本草求真》，卷8，頁453。

[660] 田思勝：《沈金鰲醫學全書：要藥分劑》（北京：中國中醫藥出版社，1999），卷1，頁1080。

[661] 田思勝：《沈金鰲醫學全書：要藥分劑》，卷5，頁1127。

[662] 田思勝：《沈金鰲醫學全書：要藥分劑》，卷6，頁1149。

[663] 田思勝：《沈金鰲醫學全書：要藥分劑》，卷9，頁1170。

[664] 禹侯／陳修園原著：《神農本草經讀》（台北：志遠書局，2001），卷2，頁65。

[665] 〔清〕汪訒庵：《本草易讀》（北京：人民衛生出版社，1987），卷4，頁190。

[666] 張山雷：《本草正義》（太原：山西科學技術出版社，2013），卷3，頁117。

清代以後本草書籍	本草藥物內容
《本草述鈎元》	大鹽[667]、馬牙硝[668]、藿香[669]、瞿麥[670]、葵[671]、葫[672]、柏子仁[673]、龍腦香[674]、皂莢[675]、豬脂[676]、髮髲[677]、人乳[678]
《本草分經》	大蒜[679]
《神農本草經贊》	髮髲[680]、瞿麥[681]
《隨息居飲食譜》	葫[682]
《藥症忌宜》	關格忌升，補斂，閉氣，酸，諸藥錄後[683]
《本草撮要》	大蒜[684]
《藥性賦》	鬱李仁、瞿麥

---

[667] 〔清〕楊時泰：《本草述鈎元》（太原：山西科學技術出版社，2009），卷6，頁85。

[668] 〔清〕楊時泰：《本草述鈎元》，卷6，頁93。

[669] 〔清〕楊時泰：《本草述鈎元》，卷8，頁259。

[670] 〔清〕楊時泰：《本草述鈎元》，卷9，頁342。

[671] 〔清〕楊時泰：《本草述鈎元》，卷9，頁336。

[672] 〔清〕楊時泰：《本草述鈎元》，卷15，頁533。

[673] 〔清〕楊時泰：《本草述鈎元》，卷22，頁612。

[674] 〔清〕楊時泰：《本草述鈎元》，卷22，頁635-636。

[675] 〔清〕楊時泰：《本草述鈎元》，卷23，頁663。

[676] 〔清〕楊時泰：《本草述鈎元》，卷31，頁834。

[677] 〔清〕楊時泰：《本草述鈎元》，卷32，頁859-860。

[678] 〔清〕楊時泰：《本草述鈎元》，卷32，頁866。

[679] 〔清〕姚瀾：《本草分經》（上海：上海科學技術出版社，1997），頁69。

[680] 裘慶元：《珍本醫書集成（一）：神農本草經贊》（北京：中國中醫藥出版社，1999），卷1，頁273。

[681] 裘慶元：《珍本醫書集成（一）：神農本草經贊》，卷2，頁284。

[682] 盛增秀：《王孟英醫學全書：隨息居飲食譜》（北京：中國中醫藥出版社，1999），頁218。

[683] 裘慶元：《珍本醫書集成（四）：藥症忌宜》（北京：中國中醫藥出版社，1999），頁919。

[684] 裘慶元：《珍本醫書集成（一）：本草撮要》（北京：中國中醫藥出版社，1999），卷4，頁447。

清代以後本草書籍	本草藥物內容
《藥論》	瞿麥
《本草思辨錄》	亂髮[685]
《增訂偽藥條辨》	血餘炭[686]
《本草簡要方》	蒜[687]、檳榔[688]、柏子仁[689]

表 七—2 清代以後載有「關格」之本草相關典籍藥物一覽表

清代後本草相關典籍	本草藥物內容
《侶山堂類辯》	血餘[690]
《金匱要略廣注》	血餘[691]
《金匱玉函經二注》	豬脂[692]、亂髮[693]

---

[685] 裘慶元：《珍本醫書集成（一）：本草思辨錄》（北京：中國中醫藥出版社，1999），卷 4，頁 557。

[686] 曹炳章：《增訂偽藥條辨》（福州：福建科學技術出版社，2004），卷 4，頁 119。

[687] 百家諸子中國哲學書電子化計劃：維基->本草簡要方
https://ctext.org/wiki.pl?if=gb&chapter=110613#p18

[688] 百家諸子中國哲學書電子化計劃：維基->本草簡要方
https://ctext.org/wiki.pl?if=gb&chapter=351438#p76

[689] 百家諸子中國哲學書電子化計劃：維基->本草簡要方
https://ctext.org/wiki.pl?if=gb&chapter=284050#p10

[690] 張田仁：《張志聰醫學全書》（北京：中國中醫藥出版社，1999），卷中，頁 1080。

[691] 〔清〕李彣：《金匱要略廣注》（北京：中國中醫藥出版社，1998），卷下，頁 208。

[692] 溫長路主編/中華中醫藥學會編：《中醫必讀百部名著（金匱卷）：金匱玉函經二注》（北京：華夏出版社，2008），卷 15，頁 166。

[693] 溫長路主編/中華中醫藥學會編：《中醫必讀百部名著（金匱卷）：金匱玉函經二注》，卷 15，頁 166。

清代的本草典籍，內容亦跳脫不出前代的論述，大多載以瞿麥、髮髮、亂髮、鬱李仁、葫、冬葵子等藥物與「關格」治療有關，特別的是，有些典籍開始用血餘來代替亂髮或髮髮的說法。

至清·張璐《本經逢原》應是引自《神農本草經疏·續序例下·雜證門·附錄諸癃主治》，而在龍腦香一藥中，直接說明「其味大辛善走，故能散熱，通利關格結氣，張雲岐人參散、柏子仁湯等方多用之」。是首次龍腦香記載可「通利關格」的典籍。

清·黃宮繡《本草求真》將相同作用性質的藥物歸類在一起，以便於任事藥物的特性。在書中言道：

《本草求真·卷八·主治上·臟腑病症主藥·膀胱》
「經曰：膀胱者州都之官。津液藏焉。氣化則能出矣！……。膀胱赤白瑩淨。上無入竅。止有下口。出入全假三焦之氣化施行。氣不能化。則 關格 不通而為病。入氣不化。則水歸大腸而泄瀉。出氣不化。則閉塞下竅而為癃腫矣。觀此。膀胱州都出入。全在真氣充足。故能化其津液。而不致有泄瀉癃腫之患。」[694]

書中也只有郁李仁一藥提及

「……鬱仁性潤。其味辛甘與苦。而能入脾下氣。行水破血之劑也。故凡水腫癃急便閉。 關格 不通。得此體潤則滑。味辛則散。味苦則降。與胡麻實異。而又可以相需為用者也」[695]

---

[694] 〔清〕黃宮繡：《本草求真》，卷8，頁453。
[695] 〔清〕黃宮繡：《本草求真》，卷7，頁336。

至此之後的本草典籍內容均脫不出前朝歷代內容，未有新解及發揮。因此，明代的本草類典籍多承襲前人之論述，大多仍以小便不通、大便不通或大小便不通作為「關格」的涵義，較無其他意義之發揮，有關治療「關格」的本草藥物種類也未有突破。

第三節　傷寒論「關格」

　　自《傷寒論》問世之後，在《傷寒論》的直接間接影響下，又出現了不同的傷寒學研究、傷寒學的流派和傷寒學的論著。[696]因此自《傷寒論》出現至清代以來，傷寒學派有自己一套學術觀點和方法來治療疾病，《傷寒論研究》一書把醫經一派（《內經》）與經方一派（《傷寒論》）的觀點與內容作一比較，[697]提出《內經》的傷寒學與《傷寒論》的傷寒學是屬於兩種不同學派的學說，後人不了解古代學術源流，不理解仲景撰用《素問》、《九卷》等書，取醫經家之學為我用的用意，而以《內經》論傷寒的法則解釋《傷寒論》，因而格格不入，處處矛盾。[698]也因此《傷寒論》的學說獨立於其他經典之外，一直遵循著傷寒派的觀點，而極少與其他類的典籍有相關的論述出現。由此可知，傷寒一派在「平脈法篇」所述之「關格」之涵義：一指不得小便，頭汗出的危重症狀；二指病症，指出吐逆、小便不利或吐逆、食不得入為「關格」的說法，與其他類的典籍都有差異性存在。

　　在清代《傷寒論》的著作中，含有「關格」一詞的典籍共有二十三本，

696　趙恩儉：《傷寒論研究》（天津：天津科學技術出版社，1987），頁 17。
697　趙恩儉：《傷寒論研究》，頁 20-21。
698　趙恩儉：《傷寒論研究》，頁 21-22。

分別是《傷寒緒論》、[699,700]《傷寒纘論》、[701]《傷寒論辯證廣注》、[702]《金匱要略廣注》、[703,704]《金匱玉函經二注》、[705,706]《傷寒經解》、[707]《訂正仲景全書傷寒論注》、[708,709]《金匱要略心典》、[710]《傷寒懸解》、[711,712]

[699] 張民慶等主編：《張璐醫學全書：傷寒緒論》（北京：中國中醫藥出版社，1999），卷上，頁 685，690。

[700] 張民慶等主編：《張璐醫學全書：傷寒緒論》，卷下，頁 717，729。

[701] 張民慶等主編：《張璐醫學全書：傷寒纘論》（北京：中國中醫藥出版社，1999），卷下，頁 620，627，630。

[702] 百家諸子中國哲學書電子化計劃：維基->傷寒論辯證廣注，https://ctext.org/wiki.pl?if=gb&chapter=434055&remap=gb

[703] 〔清〕李彣：《金匱要略廣注》（北京：中國中醫藥出版社，1998），卷中，頁 124。

[704] 〔清〕李彣：《金匱要略廣注》（北京：中國中醫藥出版社，1998），卷下，頁 208。

[705] 溫長路/中華中醫藥學會編：《中醫必讀百部名著：金匱卷》（北京：華夏出版社，2008），卷 15，頁 166。

[706] 溫長路/中華中醫藥學會編：《中醫必讀百部名著：金匱卷》，卷 22，頁 174。

[707] 段逸山：《中醫古籍珍稀抄本精選（一）：傷寒經解》（上海：上海科學技術出版社，2004），卷 8，頁 291。

[708] 百家諸子中國哲學書電子化計劃：維基->訂正仲景全書傷寒論注 https://ctext.org/wiki.pl?if=gb&chapter=495809

[709] 百家諸子中國哲學書電子化計劃：維基->訂正仲景全書傷寒論注 https://ctext.org/wiki.pl?if=gb&chapter=756829

[710] 溫長路主編/中華中醫藥學會編：《中醫必讀百部名著：金匱卷》，卷下，頁 56。

[711] 孫洽熙：《黃元御醫學全書：傷寒懸解》（北京：中國中醫藥出版，1996），卷 1，頁 387。

[712] 孫洽熙：《黃元御醫學全書：傷寒懸解》，卷 2，頁 392。

《金匱翼》、[713]《傷寒論綱目》、[714,715,716]《傷寒瘟疫條辨》、[717,718,719,720]
《傷寒指掌》、[721]《金匱玉函要略輯義》、[722]《傷寒尋源》、[723]《溫熱經
緯》、[724]《隨息居重訂霍亂論》、[725]《傷寒捷訣》、[726]《溫熱逢源》、[727]

[713] 紀立金：《中醫必讀百部名著：內科卷》（北京：華夏出版社，2008），卷
7，頁 252。

[714] 田思勝主編：《沈金鰲醫學全書：傷寒論綱目》（北京：中國中醫藥出版
社，1999），卷 6，頁 712。

[715] 田思勝主編：《沈金鰲醫學全書：傷寒論綱目》，卷 10，頁 768。

[716] 田思勝主編：《沈金鰲醫學全書：傷寒論綱目》，卷 16，頁 876-877。

[717] 〔清〕楊璿：《傷寒瘟疫條辨》（台北：啓業書局有限公司，1987），卷 1，
頁 10。

[718] 〔清〕楊璿：《傷寒瘟疫條辨》，卷 2，頁 86。

[719] 〔清〕楊璿：《傷寒瘟疫條辨》，卷 5，頁 229。

[720] 〔清〕楊璿：《傷寒瘟疫條辨》，卷 6，頁 277、309、345。

[721] 百家諸子中國哲學書電子化計劃：維基->傷寒指掌
https://ctext.org/wiki.pl?if=gb&res=798267&searchu=%E9%97%9C%E6%A0%
BC

[722] 〔日〕湯本求真：《皇漢醫學：金匱玉函要略輯義》（北京：人民衛生出版
社，1956），卷 4，頁 226。

[723] 裘慶元：《珍本醫書集成（一）：傷寒尋源》（北京：中國中醫藥出版社，
1999），中集，頁 836。

[724] 盛增秀：《王孟英醫學全書：溫熱經緯》（北京：中國中醫藥出版社，
1999），卷 2，頁 30。

[725] 盛增秀：《王孟英醫學全書：隨息居重訂霍亂論》（北京：中國中醫藥出版
社，1999），頁 163。

[726] 裘慶元：《珍本醫書集成（一）：傷寒捷訣》（北京：中國中醫藥出版社，
1999），頁 886。

[727] 〔清〕柳寶詒：《溫熱逢源》（台中：中國醫藥學院中醫系，1990），卷上，
頁 31。

《傷寒論匯注精華》、[728]《傷寒廣要》、[729,730]《溫病正宗》、[731]《傷寒論整合》。有關含有「關格」的傷寒類典籍之章節分類可參考附錄圖十七、圖十八。

在上述典籍中可見到一些溫病的典籍，《傷寒論研究》一書提出自宋以來傷寒之學逐漸形成了三個學派。[732]

一、注疏派：金·成無己的《注解傷寒論》、《傷寒明理論》，至明代·方中行《傷寒論條辨》以下注解書漸多。

二、通俗派：通俗傷寒方在民間，在實用上是一直流傳發展的，自宋人傷寒著作出，對傷寒方有所補充，劉河間等人又有所撰定增加，至明代遂出現了以《傷寒論》為主，又補充歷代論治籍一方的通俗傷寒派。

三、溫熱派：《內經》以熱病為傷寒之類，《難經》別傷寒有五，所以向來溫熱時疫等病通稱傷寒。歷代傷寒諸著，亦多兼論溫熱，從明代開始出現溫熱專著，到清代遂自成一派。

也因此在搜尋「關格」一詞的典籍中出現了《傷寒瘟疫條辨》、《溫熱經緯》、《隨息居重訂霍亂論》、《傷寒捷訣》、《溫熱逢源》、《溫病正宗》等書內容與溫熱疫病有關之典籍。在《金匱要略廣注》、《金匱玉函經二注》、《金匱要略心典》、《金匱翼》、《金匱玉函要略輯義》等相關金匱典籍中，內容也與傷寒論不同。由前述宋元及明代相關章節，加上本節溫病典籍的出現，亦可驗證傷寒之學逐漸形成了三個學派之說。

---

[728] 〔清〕王蓮石：《傷寒論匯注精華》（福建科學技術出版社，2002），卷1下，頁93-94。

[729] 〔日〕丹波元堅：《傷寒廣要》（台北：旋風出版社，1979），卷3，頁75。

[730] 〔日〕丹波元堅：《傷寒廣要》，卷9，頁78。

[731] 百家諸子中國哲學書電子化計劃：維基->溫病正宗
https://ctext.org/wiki.pl?if=gb&res=805473&searchu=%E9%97%9C%E6%A0%BC

[732] 趙恩儉：《傷寒論研究》（天津：天津科學技術出版社，1987），頁27-30。

清代至民初時期「關格」一詞涵義之演變

清代傷寒典籍中，大多數內容仍沿襲宋版《傷寒論》的說法，以「頭汗，小便不利」、「吐逆，不得小便」爲「關格」，並無新的發揮。

　　比較特別的是王蓮石在《傷寒論匯注精華》一書中討論到喻嘉言治療「關格」的「進退黃連湯」一節：

《傷寒論匯注精華‧卷一之下‧辨太陽病脈證篇（下）》：

　　「舒氏曰：傷寒門中之黃連湯，喻嘉言用治 關格 ，有進而從陽、退而從陰之義，曰進退黃連湯。其法慢火久熬，令其和極，而後飲入胃中。聽胃氣之升者，領桂枝從陽，使上焦之陽得交於胃，而嘔自止，而能納食；胃氣之降者，領黃連從陰，使下焦之陰得交於胃，則關門開而使自行。此所謂握樞轉運之法也。予曾偶一用之，雖有效而理不可解，是乃偶中，非經常之法，不敢再試。究竟無太陽表證者，不可用桂枝，且桂枝又爲嘔家所忌。既曰胃氣之升者，領桂枝從陽；胃氣之降者，領黃連從陰。然則進法當用桂枝，不當用黃連，其間皆黃連何也？觀其進法內各味不用砲制，退法藥皆砲制，亦不知是何講究？俱不能強爲之解，姑存疑以有待於高明焉。然又有寒飲阻隔之證，與 關格 不同。 關格 者火旺，其人聲音亮，身輕惡熱；寒飲阻隔者陽虛，其人惡寒體倦，少氣懶言。所以然者，乃爲留飲素盛，方其強壯之時，大便慣泄，此脾氣未甚憊，尚能驅其飲從下出；若年至四五十，元氣漸衰，胸中之陽不能宣佈，寒飲乃得上入胸中，而漸成阻隔，飲食不下，嘔吐不止，此爲寒嘔。脾陽不能轉運，寒飲漸從上逆而不下降，則大便閉結，此爲寒閉。法主薑附六君，加縮砂、白蔻、草果之類，以散逆逐飲，兼服斬關丸以下痰開閉自愈。

　附：喻嘉言進退黃連湯

進法：黃連　乾薑　人參　半夏（均錢半）　　桂枝（一錢）　　甘草（一錢）

退法：黃連（薑汁拌，炒，七分半）　　人參（乳拌、蒸、錢半）半夏（薑制，錢半）　　乾薑（砲，錢半）　　肉桂（五分）

兩方均加大棗二枚。」。[733]

王蓮石對「喻嘉言進退黃連湯」之使用有所疑慮，雖曾使用過一次而且有效，然不明其理而不敢再用，只好有待高明醫者為之解釋。並說明關格者乃火旺，與一般寒飲阻隔之證不同，用藥也不相同。有此及後文綜合醫書類及醫論醫案類對「喻嘉言進退黃連湯」之敘述，可知喻嘉言之《醫門法律》對清代醫家的影響。

在《金匱》相關典籍中，《金匱要略廣注》在水氣病提到「關格覆溢脈」，在雜療方提到以「髮」治療「屍厥」；《金匱玉函經二注》在黃疸病及婦人雜病均有以「膏髮煎」治療之症[734]；《金匱要略心典》亦在黃癉病以「膏髮煎」治療；《金匱玉函要略輯義》同樣在黃疸病以「膏髮煎」治療。

因此可見在《金匱》相關典籍，其用方較偏向方書及本草典籍所載的使用方式，以豬膏治療黃疸、大便不利；亂髮治療黃疸、小便不利的症狀。

在《溫病》相關典籍中，《傷寒瘟疫條辨》、《溫熱經緯》、《溫熱逢源》、《溫病正宗》書中均記載《傷寒》頭汗，小便不利；《內經》「脈大四倍以上為關格」內容。而《隨息居重訂霍亂論》、《傷寒捷訣》則在乾霍亂中提及「關格」。

---

[733] 〔清〕王蓮石：《傷寒論匯注精華》（福建科學技術出版社，2002），卷一之下，頁93-94。

[734] 續修四庫全書第九八九冊：《金匱玉函經二註》（上海：上海古籍出版社，2002），頁344。

第四節 方書論「關格」

　　清代含有「關格」一詞的方書類典籍，有《醫方集解》、[735]《種福堂公選醫案》、[736]《成方切用》、[737,738]《喻選古方試驗》、[739]《驗方新編》、[740,741,742,743]《十劑表》、《經方例釋》、[744,745]《疑難急症簡方》、[746]《退思集類方歌注》、[747,748]《成方便讀》[749,750]及《診驗醫方歌括》[751]共十一

[735] 項長生：《汪昂醫學全書：醫方集解》（北京：中國中醫藥出版社，1999），卷2，頁145。

[736] 黃英志：《葉天士醫學全書：種福堂公選醫案》（北京：中國中醫藥出版社，1999），頁356。

[737] 曹炳章：《中國醫學大成續集（十六）：成方切用》（上海：上海科學技術出版社，2000），卷首，頁13、50。

[738] 曹炳章：《中國醫學大成續集（十六）：成方切用》，卷3下，頁373。

[739] 〔清〕喻嘉言選輯：《喻選古方試驗》（北京，中醫古籍出版社，1999），卷2，頁48。

[740] 〔清〕鮑相璈著編輯：《驗方新編》（北京：人民衛生出版社，1997），上冊卷5，頁114。

[741] 〔清〕鮑相璈著編輯：《驗方新編》，上冊卷11，頁385。

[742] 〔清〕鮑相璈著編輯：《驗方新編》，上冊卷14，頁455。

[743] 〔清〕鮑相璈著編輯：《驗方新編》，下冊卷18，頁142。

[744] 〔清〕莫枚士：《經方例釋》（北京：中國中醫藥出版社，1996），卷中，頁72。

[745] 〔清〕莫枚士：《經方例釋》，卷下，頁188。

[746] 裘慶元：《珍本醫書集成（三）：疑難急症簡方》（北京：中國中醫藥出版社，1999），卷3，頁767。

[747] 百家諸子中國哲學書電子化計劃：維基->退思集類方歌注
https://ctext.org/wiki.pl?if=gb&chapter=178564#p377

[748] 百家諸子中國哲學書電子化計劃：維基->退思集類方歌注
https://ctext.org/wiki.pl?if=gb&chapter=476422#p484

[749] 〔清〕張秉成：《成方便讀》（台北：啓業書局，1981），卷2，頁37。

[750] 〔清〕張秉成：《成方便讀》，卷3，頁97。

[751] 段逸山：《中醫古籍珍稀抄本精選（四）：診驗醫方歌括》（上海：上海科學

「關格」一詞名義源流考

本。方書類典籍各章節內容可參見附錄圖十九。

《醫方集解》、《成方切用》、《喻選古方試驗》、《驗方新編》、《十劑表》、《經方例釋》內容均出自明代前方書類典籍，以二便不通為「關格」，可參閱附錄圖十九內容。而《疑難急症簡方》、《退思集類方歌注》、《成方便讀》及《診驗醫方歌括》四書內容大多出自喻嘉言《醫門法律》一書，並無特別的發揮。

特別的是葉天士在《種福堂公選良方》中有一醫案，是以吐逆，大便閉為「關格」大症。

《種福堂公選良方‧卷一‧溫熱論‧續醫案》

「王（四六）望五年歲，眞陽已衰。納食逾二三日，反胃湧吐，仍有不化之形，痰涎濁水俱出，大便漸祕，此 關格 大症，陰枯陽結使然。

人參 半夏 茯苓 泡淡吳萸 生淡乾薑 夜另服半硫丸一錢五分」
752

不過葉天士的醫案在醫論醫案類典籍較多，而其餘醫家的醫案，均在後續醫論醫案類章節中一併討論。

技術出版社，2004），卷中，頁 42-43。

752 黃英志：《葉天士醫學全書：種福堂公選醫案》，頁 356。

第五節　綜合醫書論「關格」

　　清代含有「關格」一詞的綜合醫書類典籍，有《醫門法律》、[753,754,755,756]《醫宗說約》、《病機沙篆》、[757]《古今名醫匯粹》、[758,759,760,761]《證治匯補》、《石室祕錄》、[762]《辨證奇聞》、[763]《辨證錄》、[764]《辨症玉函》、

753　〔清〕喻嘉言：《醫門法律》（台北：新文豐出版，1978），卷1，頁165。

754　〔清〕喻嘉言：《醫門法律》，卷2，頁273。

755　〔清〕喻嘉言：《醫門法律》，卷5，頁852-859、863-864、864-874。

756　〔清〕喻嘉言：《醫門法律》，卷6，頁997。

757　包來發：《李中梓醫學全書：病機沙篆》（北京：中國中醫藥出版社，1999），頁432。

758　〔清〕羅美：《古今名醫匯粹》（北京：中醫古籍出版社，1999），卷1，頁6、21。

759　〔清〕羅美：《古今名醫匯粹》，卷2，頁66、68、73、78。

760　〔清〕羅美：《古今名醫匯粹》，卷3，頁101、106。

761　〔清〕羅美：《古今名醫匯粹》，卷4，頁154-159。

762　柳長華：《陳士鐸醫學全書：石室秘錄》（北京：中國中醫藥出版社，1999），卷2，頁323-324。

763　柳長華：《陳士鐸醫學全書：辨證奇聞》（北京：中國中醫藥出版社，1999），卷5，頁544-545。

764　柳長華：《陳士鐸醫學全書：辨證錄》（北京：中國中醫藥出版社，1999），卷5，頁794-796。

「關格」一詞名義源流考

⁷⁶⁵《馮氏錦囊祕錄》、^{766,767,768,769,770,771,772}《張氏醫通》、^{773,774,775,776}《顧松園醫鏡》、^{777,778,779,780}《醫學心悟》、⁷⁸¹《絳雪園古方選注》、⁷⁸²《景

⁷⁶⁵ 柳長華：《陳士鐸醫學全書：辨症玉函》（北京：中國中醫藥出版社，1999），卷3，頁472-473。

⁷⁶⁶ 〔清〕馮兆張：《馮氏錦囊秘錄》（台南：太冠出版社，1984），卷首上，頁82。

⁷⁶⁷ 〔清〕馮兆張：《馮氏錦囊秘錄》，卷3，頁234。

⁷⁶⁸ 〔清〕馮兆張：《馮氏錦囊秘錄》，卷5，頁33。

⁷⁶⁹ 〔清〕馮兆張：《馮氏錦囊秘錄》，卷8，頁1660。

⁷⁷⁰ 〔清〕馮兆張：《馮氏錦囊秘錄》，卷12，頁720、1709。

⁷⁷¹ 〔清〕馮兆張：《馮氏錦囊秘錄》，卷14，頁807-814、825。

⁷⁷² 〔清〕馮兆張：《馮氏錦囊秘錄》，卷20，頁1055、1079。

⁷⁷³ 張民慶：《張璐醫學全書：張氏醫通》（北京：中國中醫藥出版社，1999），卷4，頁117、144、147-148。

⁷⁷⁴ 張民慶：《張璐醫學全書：張氏醫通》，卷8，頁252、253、260。

⁷⁷⁵ 張民慶：《張璐醫學全書：張氏醫通》，卷9，頁304。

⁷⁷⁶ 張民慶：《張璐醫學全書：張氏醫通》，卷14，頁445。

⁷⁷⁷ 百家諸子中國哲學書電子化計劃：維基->顧松園醫鏡
https://ctext.org/wiki.pl?if=gb&chapter=157451

⁷⁷⁸ 百家諸子中國哲學書電子化計劃：維基->顧松園醫鏡
https://ctext.org/wiki.pl?if=gb&chapter=388832

⁷⁷⁹ 百家諸子中國哲學書電子化計劃：維基->顧松園醫鏡
https://ctext.org/wiki.pl?if=gb&chapter=957221

⁷⁸⁰ 百家諸子中國哲學書電子化計劃：維基->顧松園醫鏡
https://ctext.org/wiki.pl?if=gb&chapter=817114#p2

⁷⁸¹ 曹炳章：《中國醫學大成（四十六）：醫學心悟》（上海：上海科學技術出版社，1990），卷3，頁92-93。

⁷⁸² 王子接：《明清中醫臨證小叢書：絳雪園古方選注》（北京：中國中醫藥出版社，2009），卷中，頁107、132。

岳全書發揮》、[783,784]《醫碥》、[785,786,787,788]《方症會要》、《蘭臺軌範》、[789]《針灸學綱要》、[790]《一見能醫》、[791,792,793]《雜病源流犀燭》、[794,795,796,797]《羅氏會約醫鏡》、[798,799,800]《醫醫偶錄》、[801]《急救廣生集》、[802]《古

---

[783] 黃英志主編：《葉天士醫學全書：景嶽全書發揮》（北京：中國中醫藥出版社，1999），卷 1，頁 737。

[784] 黃英志主編：《葉天士醫學全書：景嶽全書發揮》（北京：中國中醫藥出版社，1999），卷 2，頁 780、792。

[785] 〔清〕何夢瑤：《醫碥》（上海：上海科學技術出版社，1982），卷 3，頁 179、185-186。

[786] 〔清〕何夢瑤：《醫碥》，卷 4，頁 225。

[787] 〔清〕何夢瑤：《醫碥》，卷 5，頁 264、278。

[788] 〔清〕何夢瑤：《醫碥》，卷 7，頁 362。

[789] 劉洋主編：《徐靈胎醫學全書：蘭臺軌範》（北京：中國中醫藥出版社，1999），卷 5，頁 299-301。

[790] 攝都管周桂：《針灸學綱要》（香港：國光書局，1975），頁 21。

[791] 段逸山：《中醫古籍珍稀抄本精選（二）：一見能醫》（上海：上海科學技術出版社，2004），卷 5，頁 163、174。

[792] 段逸山：《中醫古籍珍稀抄本精選（二）：一見能醫》，卷 6，頁 223。

[793] 段逸山：《中醫古籍珍稀抄本精選（二）：一見能醫》，卷 7，頁 252。

[794] 田思勝主編：《沈金鰲醫學全書：雜病源流犀燭》（北京：中國中醫藥出版社，1999），卷 3，頁 67。

[795] 田思勝主編：《沈金鰲醫學全書：雜病源流犀燭》，卷 4，頁 77、79。

[796] 田思勝主編：《沈金鰲醫學全書：雜病源流犀燭》，卷 8，頁 153。

[797] 田思勝主編：《沈金鰲醫學全書：雜病源流犀燭》，卷 10，頁 201。

[798] 〔清〕羅國綱：《羅氏會約醫鏡》（北京：中國中醫藥出版社，2015），卷 1，頁 7、11、19。

[799] 〔清〕羅國綱：《羅氏會約醫鏡》，卷 8，頁 173。

[800] 〔清〕羅國綱：《羅氏會約醫鏡》，卷 17，頁 602。

[801] 裘慶元：《珍本醫書集成（四）：醫醫偶錄》（北京：中國中醫藥出版社，1999），卷 2，頁 896。

[802] 百家諸子中國哲學書電子化計劃：維基->急救廣生集，
https://ctext.org/wiki.pl?if=gb&chapter=577671&searchu=%E9%97%9C%E6%A0%BC

今醫徹》、[803]《醫學指要》、《醫述》、[804,805,806,807,808,809,810,811,812]《證治針經》、[813]《筆花醫鏡》、[814]《奉時旨要》、[815,816]《類證治裁》、[817,818,819,820,821]

[803] 裘慶元：《珍本醫書集成（二）：古今醫徹》（北京：中國中醫藥出版社，1999），卷 2，頁 94-95、105。

[804] 〔清〕程杏軒：《醫述》（安徽：安徽科學技術出版社，1983），卷 2，頁 95-96。

[805] 〔清〕程杏軒：《醫述》，卷 3，頁 189，198。

[806] 〔清〕程杏軒：《醫述》，卷 4，頁 210。

[807] 〔清〕程杏軒：《醫述》，卷 6，頁 166、385。

[808] 〔清〕程杏軒：《醫述》，卷 7，頁 464-469。

[809] 〔清〕程杏軒：《醫述》，卷 8，頁 543。

[810] 〔清〕程杏軒：《醫述》，卷 9，頁 590。

[811] 〔清〕程杏軒：《醫述》，卷 10，頁 619、687。

[812] 〔清〕程杏軒：《醫述》，卷 16，頁 1049。

[813] 〔清〕郭誠勛：《證治針經》（北京：中國中醫藥出版社，1996），卷 3，頁 。

[814] 〔清〕江筆花：《筆花醫鏡》（山西：山西科學技術出版社，1994），卷 2，頁 55。

[815] 〔清〕江涵暾：《奉時旨要》（北京：中國中醫藥出版社，1996），卷 4，頁 69-70。

[816] 〔清〕江涵暾：《奉時旨要》，卷 5，頁 110-111。

[817] 〔清〕林珮琴：《類證治裁》（台北：宏業書局有限公司，1985），卷 3，頁 166、178-179。

[818] 〔清〕林珮琴：《類證治裁》，卷 4，頁 247。

[819] 〔清〕林珮琴：《類證治裁》，卷 5，頁 345。

[820] 〔清〕林珮琴：《類證治裁》，卷 6，頁 406、424。

[821] 〔清〕林珮琴：《類證治裁》，卷 8，頁 509。

《醫略十三篇》、822,823,824《醫學指歸》、825《校注醫醇賸義》、826《理瀹駢文》、827《針灸逢源》、828《勉學堂針灸整合（針灸集成）》、829《王樂亭指要》、830《外治壽世方》、831《醫學舉要》、832,833《醫方簡義》、834《醫學妙諦》、835《醫學衷中參西錄》、836《子午流注說難》、837《針灸整合》、《針灸問答》，共計有四十四本典籍。此外的內容與綜合醫書

822　裘慶元：《珍本醫書集成（二）：醫略十三篇》（北京：中國中醫藥出版社，1999），序，頁 138。

823　裘慶元：《珍本醫書集成（二）：醫略十三篇》，卷 13，頁 197-204。

824　裘慶元：《珍本醫書集成（二）：醫略十三篇》，跋，頁 205。

825　〔清〕趙雙湖：《醫學指歸》（台中：昭人出版社，1979），卷下，頁 117。

826　百家諸子中國哲學書電子化計劃：維基->校注醫醇賸義，
https://ctext.org/wiki.pl?if=gb&res=747064&searchu=%E9%97%9C%E6%A0%BC

827　〔清〕吳尚先：《理瀹駢文》（北京：中國中醫藥出版社，1997），頁。

828　百家諸子中國哲學書電子化計劃：維基->針灸逢源，
https://ctext.org/wiki.pl?if=gb&res=707835&searchu=%E9%97%9C%E6%A0%BC

829　〔清〕廖潤鴻：《針灸集成》（北京：中國書店，1986），卷 2，頁 22、39、40、53。

830　段逸山：《中醫古籍珍稀抄本精選（五）：王樂亭指要》（上海：上海科學技術出版社，2004），卷 4，頁 303-304。

831　裘慶元：《珍本醫書集成（三）：外治壽世方》（北京：中國中醫藥出版社，1999），卷 1，頁 564。

832　〔清〕徐玉台：《醫學舉要》（台北：五州出版社，1984），卷 1，頁 16。

833　〔清〕徐玉台：《醫學舉要》，卷 3，頁 11。

834　曹炳章編：《中國醫學大成續集（三十三）：醫方簡義》（上海：上海科學技術出版社，2000），卷 2，頁 98、103。

835　〔清〕何書田原本：《雜症總訣（一名醫學妙諦）》（何氏歷代醫學叢書之八），卷中，頁 63。

836　〔清〕張錫純：《醫學衷中參西錄》（河北：河北人出版社，1974），頁 259-260。

837　百家諸子中國哲學書電子化計劃：維基->子午流注說難，
https://ctext.org/wiki.pl?if=gb&chapter=410861#p22

相關，故在此類一併討論。綜合醫書類典籍各章節內容參見附錄圖二十至圖二十二。

「關格」一詞在綜合醫書典籍中的資料也很多，若單以典籍內容敘述則不一而足，因此就典籍各卷的大綱內容一一統計，內容參見表七－3。其中有二十一本典籍將「關格」列章討論。其餘也有許多典籍討論「關格」與嘔吐噦，或「關格」與噎膈翻胃的不同。

表 七－3 清代載有「關格」一詞之綜合醫書類典籍卷名分類表

	卷名內容	典籍書名
1	關格	《醫門法律》《古今名醫匯粹》《辨證奇聞》《辨證錄》《辨證玉函》《馮氏錦囊祕錄》《張氏醫通》《景岳全書發揮》《醫碥》《蘭臺軌範》《針灸學綱要》《一見能醫》《雜病源流犀燭》《羅氏會約醫鏡》《古今醫徹》《醫述》《證治針經》《奉時旨要》《類證治裁》《醫略十三篇》《校注醫醇賸義》
2	虛損	《醫門法律》《雜病源流犀燭》
3	脹病	《醫門法律》
4	小便不通、不尿（胎症）	《醫宗說約》《馮氏錦囊祕錄》《顧松園醫鏡》《醫學心悟》《醫碥》《一見能醫》《醫述》
5	中風	《病機沙篆》
6	痰飲、痰症	《古今名醫匯粹》《證治匯補》《馮氏錦囊祕錄》《張氏醫通》《一見能醫》《醫述》
7	癃閉	《證治匯補》《奉時旨要》
8	氣症	《證治匯補》
9	汗病、頭汗	《證治匯補》《一見能醫》《醫述》
10	霍亂	《證治匯補》《醫方簡義》《針灸逢源》《勉學堂針灸整合》《針灸整合》

清代至民初時期「關格」一詞涵義之演變

	卷名內容	典籍書名
11	噎膈	《馮氏錦囊祕錄》《蘭臺軌範》《雜病源流犀燭》《羅氏會約醫鏡》《醫學妙諦》
12	翻胃	《馮氏錦囊祕錄》《雜病源流犀燭》《羅氏會約醫鏡》《醫學妙諦》
13	嘔吐（噦）	《張氏醫通》《雜病源流犀燭》《古今醫徹》《類證治裁》《勉學堂針灸整合》《針灸整合》
14	眼科	《張氏醫通》
15	喘促（虛喘）	《景岳全書發揮》
16	霍亂	《方症會要》《醫方簡義》
17	七疝	《雜病源流犀燭》
18	水腫蠱脹	《急救廣生集》
19	虛勞	《醫述》
20	痧脹	《醫述》
21	類中	《醫述》
22	大小便	《勉學堂針灸整合》《針灸整合》
23	大小便	《針灸整合》
24	進退黃連湯	《醫門法律》《古今名醫匯粹》《絳雪園古方選注》

　　清代最早談論「關格」一詞的典籍當屬喻昌（喻嘉言）所著的《醫門法律》，喻昌為明末清初著名的醫學家，與吳謙、張璐齊名，史稱清初三大名醫。在《醫門法律》中，每門疾病先為「論」，分析該病的病因、病理；次為「法」，主要闡明治療之術及運用之機；最後為「律」，指出醫者臨症易犯之錯誤。[838]因此在《醫門法律・卷五・關格門》中可見到喻昌

---

838 龍奉璽，〈基於《喻嘉言醫學三書》探討喻昌學術精神〉，《醫學史研究》，

對「關格」一詞的看法及用法用方。

《醫門法律‧卷五‧關格門‧關格論》

「喻昌曰：關格之證，自《靈》、《素》以及《難經》，仲景脈法，皆深言之，然無其方也。

《素問》謂人迎一盛，病在少陽；二盛病在太陽；三盛病在陽明；四盛以上為格陽。寸口一盛，病在厥陰；二盛病在少陰；三盛病在太陰；四盛以上為關陰。人迎與寸口，俱盛四倍以上為關格。關格之脈，羸不能極於天地之精氣，則死矣。

《靈樞》復言邪在府，則陽脈不和；陽脈不和，則氣留之；氣留之則陽氣盛矣。陽氣太盛，則陰脈不和；陰脈不和，則血留之；血留之則陰氣盛矣。陰氣太盛，則陽氣不能榮也，故曰關。陽氣太盛，則陰氣不能榮也，故曰格。陰陽俱盛，不能相榮矣，故曰關格。關格者，不能盡期而死也。

下微本大者，則關格不通，不得尿；頭無汗者可治，有汗者死。此則深明關格之源，由於五志厥陽之火，過鬱於心胞之內，其心脈上微見頭小，亦陽虛之驗，下微見本大，亦陽實之驗。頭無汗者可治，有汗則心之液外亡，自焚而死矣。

在二陽之病發心脾，且不得隱曲，男子少精，女子不月，傳為風消，索澤而不治。況關格之病，精氣竭絕，形體毀沮，離絕菀結，慢愁恐怒，五臟空虛，氣血離守，厥陽之火獨行，上合心神，同處於方寸之內。存亡之機，間不容發，可不一辨察之乎？此二法也。謂趺陽脈伏而澀，伏則吐嘔，水穀不化，澀則食不得入，名曰關格。

惟雲岐子述其陰陽反背之狀，傳其所試九方，譬如航海萬裏，得

34（2A）（2013），頁 90-91。

一聲氣相通之侶，欣慰無似，遑計其短乎？然不欲後人相安其說，又不忍緘口無言也。其謂陰陽易位，病名 關格 。胸膈上陽氣常在，則熱為主病；身半巳下陰氣常在，則寒為主病。胸中有寒，以熱藥治之；丹田有熱，以寒藥治之。若胸中寒熱兼有，以主客之法治之，治主當緩，治客當急。此從傷寒論胸中有寒，丹田有熱立說，實非 關格 本證。」[839]

由上文可見喻昌尊《內經》、《傷寒論》之說法，對雲歧子之說有所批評，又怕後人就跟著雲歧子錯誤的說法去治療「關格」，因此在用方時還是將其所說及用方抄錄，有關用方可參見以下《醫門法律·卷五·關格門·關格門方》。此舉是望後人在治療「關格」的用方上能臨證制方變通，也算是有師可從。

《醫門法律·卷五· 關格 門· 關格 門方》

「云歧子 關格 九方，錄出備覽，臨證制方，懲而改之，亦師資之法也。

既濟丸

治 關格 脈沉細，手足厥冷者。　熟附子（童便浸）　人參（各一錢）　麝香（少許）　上末，糊丸桐子大，麝香為衣。每服七丸，燈芯湯下。

檳榔益氣湯

---

[839] 陳熠：《喻嘉言醫學全書》（北京：中國中醫藥出版社，1999），頁 318-319。

治[關格]勞後，氣虛不運者。　檳榔（多用）　人參　白術　當歸　黃耆　陳皮　升麻　甘草　柴胡　枳殼　生薑　煎服。　按：此方用補中益氣加檳榔、枳殼，且云檳榔多用。意謂補中益氣之升，檳榔之墜，一升一墜，[關格]可通耳。不知升則逾格，墜則逾關，皆必不得之數也。

木通二陳湯

　　治心脾疼後，小便不通，皆是痰膈於中焦，氣滯於下焦。　木通　陳皮（去白）　白茯苓　半夏（薑制）　甘草　枳殼　上生薑煎服，服後徐徐探吐，更不通，服加味小胃丹、加味控涎丹。　按：此復以二陳加木通、枳殼，亦即補中益氣加檳榔、枳殼之法。但[關格]病，屬火者多，屬痰者少，酷日當空，得片雲掩之，不勝志喜，人身火患，顧可盡劫其痰乎？況痰膈不羸亦不關，[關格]病羸，不能極於天地之精氣，明是陰精日削，陽光日亢之候，乃欲舉痰為治。且服小胃控涎等屬藥，是何言歟！

導氣清利湯

　　治[關格]吐逆，大小便不通。　豬苓　澤瀉　白術　人參　藿香　柏子仁　半夏　陳皮　甘草　木通　梔子　白茯苓　檳榔　枳殼　大黃　厚朴　麝香　黑牽牛　上生薑煎服，兼服木香和中丸。吐不止，灸氣海、天樞。如又不通，用蜜導。

加味麻仁丸

　　治[關格]大小便不通。　大黃（一兩）　芍藥　厚朴　當歸　杏仁　麻仁　檳榔　木香　枳殼（各五錢）　上為末，蜜丸，熟水下。　按：

此方顯力於通大便。吾恐大便未通，胃氣先損，食愈不納矣。不思大便即通利如常，其 關格 固自若也，服此丸一次，必增困三倍，連服必不救矣。

皂角散

　　治大小便 關格 不通，經三五日者。　大皂角（燒存性）　上為末，米湯調下。又以豬脂一兩煮熟，以汁及脂俱食之。又服八正散，加檳榔、枳殼、芒硝、桃仁、燈芯草、茶根。　按：此等作用，只顧通二便之標，不深求 關格 之本。詎知皂角末入胃，千針攢叢集，肥人萬不可堪，況羸人乎？隨服人脂人膏，已不能救其峻削，況更加桃仁、芒硝助虐乎。

大承氣湯

　　按：此乃治傷寒胃實之方。用治 關格，倒行逆施，草菅人命，莫此為甚。

　　九方不達病成之理，漫圖弋獲。其以峻藥加入六君子湯、補中益氣湯中，猶可言也。其以峻藥加入二陳湯，及八正、承氣等方，不可言矣。至於片腦、麝香、皂角等藥，驟病且不敢輕用，況垂斃者乎？伎轉出轉窮，所以為不學無術，徒讀書之流歟。

　　進退黃連湯方（自擬 方論見前）　黃連（薑汁炒）　乾薑（炮）人參（人乳拌蒸一錢五分）　桂枝（一錢）半夏（薑制一錢五分）　大棗（二枚）　進法用本方七味，俱不制，水三茶盞，煎一半，溫服。退法不用桂枝，黃連減半，或加肉桂五分，如上逐味制熟，煎服法同，但空朝服崔氏八味丸三錢，半饑服煎劑耳。

崔氏八味丸（方見卷二）

　　　資液救焚湯（自擬）治五志厥陽之火。生地黃（二錢取汁）麥
門冬（二錢取汁）人參（一錢五分人乳拌蒸）炙甘草 眞阿膠 胡麻
仁（炒研各一錢）柏子仁（七分炒）五味子（四分）紫石英 寒水
石 滑石（各一錢三味俱敲碎研爲末）生犀汁（研三分）生薑汁（二
茶匙）上除四汁及阿膠，其八物用名山泉水四茶杯，緩火煎至一杯
半，去渣，入四汁及阿膠，再上火略煎，至膠烊化斟出，調牛黃細末
五厘。日中分二三次熱服，空朝先服崔氏八味丸三錢。

　　　昌不獲已，聊擬二方，爲治 關格 之榜樣。至於病變無方，生心之
化裁，亦當與之無方，初非以是印定學人眼目，且並向癡人說夢也。」
840

　　　因此在上文可以見到喻昌在每一個方下均加上自己的評論，最後自
擬進退黃連湯方及資液救焚湯，兩方俱於空朝先服崔氏八味丸，期望後人
能以此方此法爲治療關格之榜樣，衍生出其他治療關格之方法。最後有
「律四條」如下：

　　《醫門法律・卷五・ 關格 門・進退黃連湯方論》
　　　「【律四條】
　　　凡治 關格 病，不知批郤導竅，但冀止嘔利溲，亟治其標，伎窮力
竭，無益反損，醫之罪也。
　　　凡治 關格 病，不參診人迎趺陽太衝三脈，獨持寸口，已屬疏略。
若並寸口陰陽之辨懵然，醫之罪也。
　　　凡治 關格 病，不辨脈之陽虛陽實陰虛陰實，而進退其治，盲人適

---

840 陳熠：《喻嘉言醫學全書》，頁 320-322。

路，不辨東西，醫之罪也。

　　凡治 關格 病，不崇王道，輒操霸術，逞己之能，促人之死，醫之罪也。」[841]

　　可見得喻昌對「關格」又其認識與見解，在清代，喻昌的見解影響了之後醫者對關格的看法，尤其在後節的醫案部分，對醫家的影響不容忽視。

　　在清代的綜合醫書部分，有許多內容是將「關格」與「嘔吐噦」，或是將「關格」與「噎膈、翻胃」做比較，如《馮氏錦囊祕錄》中

《馮氏錦囊祕錄・雜症大小合參卷十四・方脈噎膈翻胃 關格 合參》
　　「噎膈、翻胃、關格三者，名各不同，病原迥異，治宜區別，不可不辨也。噎之為病，飲食到口，嚥喉之間，嚥嗌不下，隨即吐出，自噎而轉，故曰噎，其槁在於吸門，吸門者，會厭之間也。病在上焦，多屬胃脘枯燥，血液衰少，是陰虧火旺之病也。膈之為病，如飲食下嚥，至膈不能直下，乃徐吐出，自膈而轉，故曰膈，此膈膜之膈，而非隔截之隔也。其槁在於賁門，賁門者，胃之上口也，病在中焦，多屬慢思恚怒，以致痰氣鬱結於上膈，或構難釋之苦思，而結脾中之生意者，是懷情之病也。丹溪曰：惟男子年高者有之，少無噎膈，其反胃之為病，飲食倍常，食已下膈，而入於胃中，因下脘不能腐熟化運，或朝食暮吐，或暮食朝吐，或積至日餘，脹悶難忍，復吐原物，完穀不化，自胃之下脘翻倒而出，故名翻胃。其槁在於幽門，幽門者，太倉之下口也。病在下焦，雖屬胃病，而實由命門火衰，腎經虛寒之病也。凡男女老小皆有之。其 關格 者，粒米不欲食，渴喜茶水，飲之少

---

[841] 陳熠：《喻嘉言醫學全書》，頁 318-320。

項，即吐出，復求飲復吐，飲之以藥，熱藥入口即出，冷藥過時而出，大小便祕，名曰 關格 。關者，二便俱祕，下不得出也。格者，吐逆水漿，上不得入也」。

其後又有張璐（張石頑）在《張氏醫通》一書說明「關格」一詞之義：

「石頑曰：按內經所言，人迎與寸口俱盛四倍以上爲 關格 。是以陽經取決於人迎，陰經取決於寸口也。越人云：遂上魚爲溢，爲外關內格，遂入尺爲覆，爲內關外格。仲景亦謂在尺爲關，在寸爲格，關則不得小便，格則吐逆。皆以陽分取決於寸口，陰分取決於尺內也。所以難經又言上部有脈，下部無脈，其人當吐，不吐者死。仲景又有趺陽脈伏而澀，伏則吐逆，水穀不化，澀則食不得入，名曰 關格 。則知 關格 之脈證不一也。……故釋內經之 關格 。但當言是表裏陰陽否絕之候。不當與上吐下閉之 關格 混同立論則可。若言上吐下閉。當稱隔食癃閉。不得名爲 關格 則不可。或言 關格 之證。其脈未必皆然則可。若言 關格 之脈。必無在尺在寸之分則不可。試觀仲景趺陽脈伏而澀，亦主 關格 。又有上微頭小者，則汗出；下微本大者，則爲 關格 不通等例。其義自明。」

在《醫述》中也比較「走哺」與「關格」的差異：

《醫述・卷七・雜證匯參・關格》

「走哺，由下不通，濁氣上衝，而飲食不得入。 關格 ，由上下陰陽之氣倒置，上不得入，下不得出。(《醫階辨證》)」[842]

842　〔清〕程杏軒：《醫述》，卷 7，頁 464-469。

由此可知因清代典籍流通與豐富性，綜合醫書類典籍對「關格」一詞的整理較明代完整，多數將明代以前與「關格」相關的內容加以討論，逐漸地將關格與其他中焦疾病分開，從《內經》、《難經》、《傷寒論》的角度去論證「關格」。

第六節 臨症各科論「關格」

清代的臨症各科類與「關格」相關的典籍，有《雜病心法要訣》、[843]《幼科匯訣直解》、《麻科活人全書》、[844]《瘍醫大全》、[845,846,847]《幼科釋謎》、[848]《評注產科心法》、[849]《大方脈》、《形園醫書（小兒科）》、《目經大成》、[850,851,852]《金匱啟鑰（幼科、眼科）》、《雜病廣要》、[853]《白喉全生

---

[843] 浙江中醫學院編：《醫宗金鑒雜病心法要訣白話解》（北京：人民衛生出版社），頁，194。

[844] 謝玉瓊：《麻科活人全書》（台北：新文豐出版股份有限公司，1976），卷1，頁11、17。

[845] 〔清〕顧世澄：《瘍醫大全》（台北縣：旋風出版社，1973），卷1，頁5。

[846] 〔清〕顧世澄：《瘍醫大全》，卷2，頁5、11。

[847] 〔清〕顧世澄：《瘍醫大全》，卷23，頁23。

[848] 田思勝主編：《沈金鰲醫學全書：幼科釋謎》（北京：中國中醫藥出版社，1999），卷3，頁922。

[849] 百家諸子中國哲學書電子化計劃：維基->評注產科心法，
https://ctext.org/wiki.pl?if=gb&chapter=214409

[850] 曹炳章：《中國醫學大成續集（三十三）：目經大成》（上海：上海科學技術出版社，2000），卷1，頁172。

[851] 曹炳章：《中國醫學大成續集（三十三）：目經大成》，卷2，頁501、511-513、528-529。

[852] 曹炳章：《中國醫學大成續集（三十三）：目經大成》，卷3，頁844。

[853] 〔日〕丹波元堅編：《雜病廣要》（北京：人民衛生出版社，1983），頁

集》、[854]《風勞臟腑四大證治》，[855]共十三本。臨症各科類典籍內有包含雜病、外科、婦科、兒科及眼科的典籍，本文依各科來分析其內容。各章節內容參見附錄圖二十三。

由附錄圖二十三可見到清代的雜病典籍部分，未再出現「關格」與「淋閉」相關的章節，綜合醫書中也未見到「關格」與「淋閉」相關章節。可知「淋閉」一證自明代以後與「關格」內容完全分開。

而眼科的典籍《目經大成》與《金匱啓鑰（眼科）》的內容與《證治準繩》及《審視瑤函》兩書內容相去不遠，不在贅述。

而兒科典籍仍以中焦失調而爲關格，如《幼科匯訣直解》及《幼科釋謎》均有來自《嬰童百問》「惟失哺失調，三焦 關格 ，以致水飲停滯，腸胃不能宣通，如冷氣搏之，則結聚而成癖。輕者用積滯木香丸，重者用取癖丸」之論述。

第七節　醫案醫話論「關格」

清代有關「關格」的典籍中，最多的就是醫案醫話的典籍，有四十九

　　230、233、301、457、475、543、581、646-653、704、767-768、879、947、955、956、958、1011、1075。

[854] 百家諸子中國哲學書電子化計劃：維基->白喉全生集，
https://ctext.org/wiki.pl?if=gb&res=925936&searchu=%E9%97%9C%E6%A0%BC

[855] 〔清〕姜天敘：《風勞臟腑四大證治》，（江蘇：江蘇人民出版社，1957），頁 23、76、98-101。

本，書目如下：《侶山堂類辯》、[856]《醫貫砭》、[857]《臨證指南醫案》、[858,859,860,861]《未刻本葉氏醫案》、[862]《徐批葉天士晚年方案眞本》、[863]《葉天士醫案精華》、[864]《葉選醫衡》、[865,866]《掃葉莊醫案》、[867]《續名醫類案》、

[856] 張田仁：《張志聰醫學全書：侶山堂類辯》（北京：中國中醫藥出版社，1999），卷，頁 1080。

[857] 劉洋：《徐靈胎醫學全書：醫貫砭》（北京：中國中醫藥出版社，1999），卷下，頁 107。

[858] 黃英志：《葉天士醫學全書：臨證指南醫案》（北京：中國中醫藥出版社，1999），卷 2，頁 68。

[859] 黃英志：《葉天士醫學全書：臨證指南醫案》，卷 3，頁 90。

[860] 黃英志：《葉天士醫學全書：臨證指南醫案》，卷 4，頁 108。

[861] 黃英志：《葉天士醫學全書：臨證指南醫案》，卷 8，頁 253。

[862] 黃英志：《葉天士醫學全書：未刻本葉氏醫案》（北京：中國中醫藥出版社，1999），頁 979、981、1001、1013、1017、1018。

[863] 百家諸子中國哲學書電子化計劃：維基->徐批葉天士晚年方案真本，https://ctext.org/wiki.pl?if=gb&chapter=603399

[864] 中醫古書->葉天士醫案精華，http://www.theqi.com/cmed/oldbook/book48/index.html

[865] 沈洪瑞：《中國歷代名醫醫話大觀：葉選醫衡》（山西：山西科學技術出版社，1992），卷上，頁 985。

[866] 沈洪瑞：《中國歷代名醫醫話大觀：葉選醫衡》，卷下，頁 1026。

[867] 裘慶元：《珍本醫書集成（四）：掃葉莊醫案》（北京：中國中醫藥出版社，1999），卷 2，頁 675-676。

868,869,870,871,872,873《古今醫案按》、874,875《奇症匯》、876《齊氏醫案》、877《重慶堂隨筆》、878《吳醫匯講》、879《友漁齋醫話》、880《王九峰醫案（一）》、881《王九峰醫案（二）》、882《葉天士曹仁伯何元長醫案》、883《三家醫案

868　〔清〕魏之琇：《續名醫類案》（上海：上海古籍出版社，1991），卷 10，頁 784-160，784-163

869　〔清〕魏之琇：《續名醫類案》，卷 17，頁 784-369。

870　〔清〕魏之琇：《續名醫類案》，卷 18，頁 784-398，784-403，784-406。

871　〔清〕魏之琇：《續名醫類案》，卷 23，頁 784-516。

872　〔清〕魏之琇：《續名醫類案》，卷 24，頁 784-544。

873　〔清〕魏之琇：《續名醫類案》，卷 33，頁 784-729。

874　〔清〕俞震：《古今醫案按》（北京：中國中醫藥出版社，1998），卷 5，頁 208。

875　〔清〕俞震：《古今醫案按》，卷 6，頁 265。

876　朱曉鳴：《《奇症匯》釋疑》（上海：上海中醫藥大學出版社，1998），卷 1，頁 32。

877　〔清〕齊秉慧：《齊氏醫案》（北京：中國中醫藥出版社，1997），卷 5，230，234。

878　盛增秀：《王孟英醫學全書：重慶堂隨筆》（北京：中國中醫藥出版社，1999），卷下，頁 660。

879　〔清〕唐笠山：《吳醫匯講》（上海：上海科學技術出版社，1983），頁 25-26。

880　沈洪瑞：《中國歷代名醫醫話大觀：友漁齋醫話》（山西：山西科學技術出版社，1992），頁 459。

881　段逸山：《中醫古籍珍稀抄本精選（十三）：王九峰醫案》（上海：上海科學技術出版社，2004），頁 120，122，124。

882　〔清〕王九峰：《王九峰醫案》（北京：中國中醫藥出版社，1994），中卷，頁 43。

883　段逸山：《中醫古籍珍稀抄本精選（十八）：葉天士曹仁伯何元長醫案》（上海：上海科學技術出版社，2004），頁 191-192。

合刻》、[884]《葉氏醫案存眞》、[885,886]《歸硯錄》、[887,888]《張愛廬臨證經驗方》、《王氏醫案續編》、[889,890]《回春錄》、[891]《花韻樓醫案》、[892]《王氏醫案繹注》、[893]《古今醫案按選》、[894]《王孟英醫案》、《研經言》、[895]《醫原》、[896]

[884] 葉天士,、薛生白、 繆宜亭合著：《三家醫案合刻》（新北：五洲出版社，1965）卷1，頁20、75。

[885] 黃英志主編：《葉天士醫學全書：葉氏醫案存眞》（北京：中國中醫藥出版社，1999），卷1，頁599。

[886] 黃英志主編：《葉天士醫學全書：葉氏醫案存眞》，卷3，頁622。

[887] 盛增秀：《王孟英醫學全書：歸硯錄》（北京：中國中醫藥出版社，1999），卷2，436。

[888] 盛增秀：《王孟英醫學全書：歸硯錄》，卷4，455。

[889] 盛增秀：《王孟英醫學全書：王氏醫案續編》（北京：中國中醫藥出版社，1999），卷1，頁303。

[890] 盛增秀：《王孟英醫學全書：王氏醫案續編》，卷5，頁333。

[891] 〔清〕王孟英：《回春錄》（湖南：湖南科學技術出版社，1982），頁190、329。

[892] 裘慶元：《珍本醫書集成（四）：花韻樓醫案》（北京：中國中醫藥出版社，1999），頁267。

[893] 百家諸子中國哲學書電子化計劃：維基->王氏醫案繹注，https://ctext.org/wiki.pl?if=gb&res=822051&searchu=%E9%97%9C%E6%A0%BC

[894] 盛增秀：《王孟英醫學全書：古今醫案按選》（北京：中國中醫藥出版社，1999），卷2，頁767。

[895] 〔清〕莫枚士：《研經言》（江蘇：江蘇科學技術出版社，1984），卷4，頁110-111。

[896] 〔清〕石壽棠：《醫原》（江蘇：江蘇科學技術出版社，1983），卷上，頁63。

《得心集醫案》、[897,898,899]《沈菊人醫案》、[900]《蟲子集》、[901]《龍砂八家醫案》、[902]《王應震要訣》、[903]《青霞醫案》、[904]《冷廬醫話》、[905]《柳寶詒醫論醫案》、《醫醫小草》、[906]《邵蘭蓀醫案》、[907]《旌孝堂醫案》、[908]《也是山人醫案》、[909]《江澤之醫案》、[910]《孤鶴醫案》、[911]《陳蓮舫醫案》、[912]《退

897 裘慶元：《珍本醫書集成（四）：得心集醫案》（北京：中國中醫藥出版社，1999），凡例，頁12。

898 裘慶元：《珍本醫書集成（四）：得心集醫案》，卷3，頁56、63。

899 裘慶元：《珍本醫書集成（四）：得心集醫案》，卷4，頁82。

900 段逸山：《中醫古籍珍稀抄本精選（十七）：沈菊人醫案》（上海：上海科學技術出版社，2004），卷上，頁64。

901 裘慶元：《珍本醫書集成（四）：蟲子醫》（北京：中國中醫藥出版社，1999），卷2，頁960。

902 裘慶元：《珍本醫書集成（四）：龍砂八家醫案》（北京：中國中醫藥出版社，1999），頁492。

903 段逸山：《中醫古籍珍稀抄本精選（十五）：王應震要訣》（上海：上海科學技術出版社，2004），頁58。

904 裘慶元：《珍本醫書集成（四）：青霞醫案》（北京：中國中醫藥出版社，1999），頁578。

905 沈洪瑞編：《中國歷代名醫醫話大觀：冷廬醫話》（山西：山西科學技術出版社，1992），卷2，頁903。

906 沈洪瑞：《中國歷代名醫醫話大觀：醫醫小草》（山西：山西科學技術出版社，1992），頁1111-1112。

907 〔清〕邵蘭蓀：《邵蘭蓀醫案》（台中：文興出版，2007），卷3，頁53。

908 段逸山：《中醫古籍珍稀抄本精選（十五）：旌孝堂醫案》（上海：上海科學技術出版社，2004），頁29。

909 裘慶元：《珍本醫書集成（四）：也是山人醫案》（北京：中國中醫藥出版社，1999），頁457。

910 段逸山：《中醫古籍珍稀抄本精選（十五）：江澤之醫案》（上海：上海科學技術出版社，2004），頁72。

911 段逸山：《中醫古籍珍稀抄本精選（十）：孤鶴醫案》（上海：上海科學技術出版社，2004），頁209。

912 段逸山：《中醫古籍珍稀抄本精選（十四）：陳蓮舫先生醫案》（上海：上海科學技術出版社，2004），卷中，頁108-110。

庵醫案》、[913]《葉天士醫案》、[914]《劍慧草堂醫案》、[915]《經方實驗錄》。[916]
各典籍含有關格之卷數及章節可參見附錄圖二十四、圖二十五。

　　清代是醫案典籍出現最多的朝代，在中國醫學大辭典中，分類於宋元
以前的醫案有十本典籍，明代則有五十本典籍，而清代占了約七百本的典
籍，因此由醫案的討論，可以更進一步的了解清代醫家在臨床上對「關格」
一詞的看法。

　　在清代，最著名的溫病學家葉天士在後人為其整理的醫案《臨證指南
醫案》、《未刻本葉氏醫案》、《徐批葉天士晚年方案真本》、《葉天士醫案精
華》、《葉選醫衡》《葉氏醫案存真》中均有「關格」的相關內容。其內容
大致分為兩種，一是在治療疾病時判斷其預後，而有「有年最慮關格」、
「日久恐有關格大患」、「冀免關格上下交阻之累」之語；二是「已成關格」，
這在《臨證指南醫案・卷四・噎膈反胃》中見到最多，用方多仿喻昌的進
退黃連湯加減，都有川連、半夏與薑（薑汁、乾薑）。有稱「關格」者，
也有稱「關格病」或「關格症」，見其症狀多為上不納食。下不通便，且
多以老年人居多。醫案中也有「壯年而成關格，定屬木火上亢，柔金被劫，
失宣降之司耳」之語。由此可見葉天士對「關格」的認識乃依《傷寒》一
書而來。

　　而後《續名醫類案》在許多疾病均提到「關格」，雖仍可治，然均是
危症。後接近清末民初的許多醫案，如《柳寶詒醫論醫案》、《邵蘭蓀醫案》、
《旌孝堂醫案》、《江澤之醫案》、《孤鶴醫案》、《陳蓮舫醫案》多在「噎膈、

---

[913] 段逸山：《中醫古籍珍稀抄本精選（十四）：退庵醫案》（上海：上海科學技
　　　術出版社，2004），頁 17。

[914] 黃英志主編：《葉天士醫學全書：葉天士醫案》（北京：中國中醫藥出版
　　　社，1999），頁 647。

[915] 段逸山：《中醫古籍珍稀抄本精選（十）：劍慧草堂醫案》（上海：上海科學
　　　技術出版社，2004），卷中，頁 113，115。

[916] 中醫編輯學會：《經方實驗錄》（台北：文光圖書，1980），卷下，頁 72。

反胃」門中載有「關格」相關的醫案，症狀多是不食嘔吐，兼有大便或二便不利者稱爲「關格」。

由此可知清代醫案以《傷寒》吐逆，小便不利；吐逆，大便不利或吐逆，二便不利均可認爲是關格。這是以症狀爲主，至於脈象，則和《醫經》、《難經》或《傷寒》的脈象均無關係。

第八節　小結

對於「關格」一詞的涵義做論述，在清代典籍中可見到《傷寒論》的說法以及喻嘉言的《醫門法律》一書，是影響清代後期醫家對「關格」認識最重要的典籍，也影響了清代後期醫家的處方用藥。

尤其是喻嘉言在《醫門法律》的律四條中可以見到其對「關格」的治療是尊崇仲景之道，「關格」之證，自《內》、《難》，乃至仲景，雖有「關格」的病因病機及症狀描述，然均未明確的出方藥來治療。因此喻嘉言結合《傷寒論》的理法，提出自己對於「關格」的認識，並給出了進退黃連湯及資液救焚湯，兩方俱輔以崔氏八味丸。因此若仔細研讀其思路，對於「關格」的治療上仍然有再突破的可能。

另外也可以見到隨著清代典籍內容的豐富，醫家對於一些與「關格」類似的疾病，如噎膈、反胃、走哺、嘔吐等，均做出比較，也讓醫家在臨床疾病的辨別及處方用藥上能夠更精確。

因此不管是《醫經》、《難經》或是《傷寒》的脈象，或是《方書》及《本草》的方劑與藥物，在清代的醫家臨床對「關格」的應用上似乎沒有太大的影響。

第八章 「關格」相關名詞的統計與分析

在上述章節整理「關格」相關資料時，發現除了「關格」以外，還有許多與「關格」相關的連綴詞，而這些連綴詞皆有其與「關格」的相關性，甚至有些名詞單單出現在不同的典籍中，這對分析「關格」的涵義是很有意義的，因此使用中華醫典第五版，針對這些名詞在正文中搜尋，並將其整理歸納後來延伸討論。表八－1是搜尋與「關格」相關名詞的的分析結果。詳細章節內容請參考附錄二十一。

表 八－1 「關格」相關名詞之典籍與章節分析表

關格名稱	出現年代	最早出現醫籍	典籍數	章節數
關格不通	200 AD	《神農本草經》	121	219
散石熱動關格	420 AD	《小品方》	4	4
卒關格	575 AD	《集驗方》	14	19
關格之病	575 AD	《集驗方》	44	49
關格病	752 AD	《外台祕要》	13	15
關格微病	612 AD	《黃帝內經太素》	1	1
關格勞澀	652 AD	《備急千金要方》	2	2
開關格	652 AD	《備急千金要方》	17	20

關格名稱	出現年代	最早出現醫籍	典籍數	章節數
四時關格	652 AD	《備急千金要方》	3	3
猝關格	752 AD	《外台祕要》	1	1
關格脹滿不通	752 AD	《外台祕要》	1	1
隔絕關格	752 AD	《外台祕要》	4	4
關格大小便不通	752 AD	《外台祕要》	9	11
關格壅塞	992 AD	《太平聖惠方》	3	3
通關格	1058 AD	《本草圖經》	32	46
關格不利	1086 AD	《證類本草》	10	10
陰陽關格	1117 AD	《聖濟總錄》	31	35
關格之異	1132 AD	《傷寒九十論》	1	1
關格之疾	1144 AD	《註解傷寒論》	8	8
榮衛關格	1174 AD	《三因極一病證方論》	1	1
關格牢澀	1174 AD	《三因極一病證方論》	3	3
關格不平	1264 AD	《仁齋直指方論》	3	3
內外關格	1264 AD	《仁齋直指方論》	12	16
關格陰陽	1264 AD	《仁齋直指方論》	15	16
痞塞關格（不通）（之病）	1328 AD	《世醫得效方》	5	6
關格覆溢	1388 AD	《醫經小學》	9	12
關格異病	1347 AD	《丹溪心法》	10	10
氣壅關格不通	1406 AD	《普濟方》	6	7
三焦關格	1539 AD	《嬰童百問》	9	11
脅痛關格（不通）	1575 AD	《雜病提綱》	1	1
精華關格	1602 AD	《證治準繩‧雜病》	4	4
關則不便　格則吐逆	1602 AD	《證治準繩‧雜病》	4	4

「關格」相關名詞的統計與分析

關格名稱	出現年代	最早出現醫籍	典籍數	章節數
閉塞關格（之病）	1644 AD	《審視瑤函》	1	1

在這些與「關格」相關的名詞中，首先可以見到在宋元時期（1368AD）以前，幾乎所有的名詞最早都出現在方書類的典籍。這與先前論述本草與方書基於臨床治療的實用性，與醫經類典籍有所分別可相互論證。

其次，可見到「散石熱動關格」一詞只出現在方書，用來治療淋閉之症，方用地膚（子）湯。「關格勞澀」只出現在《備急千金要方》及《外台祕要》有關肝勞虛寒的敘述中。

有些名詞多出現在本草類典籍，例如「卒關格」用於吳茱萸及冬葵子的主治敘述；「開關格」多用於通草及木通；「關格不利」多用於皂莢；「氣壅關格不通」多用於滑石；「通關格」一詞更幾乎只出現在與本草藥物相關的章節中。「關格覆溢」一詞只出現在與《難經》相關的內容中。「精華關格」、「痞塞關格」只出現在《證治準繩》及《審視瑤函》的眼病當中。「關格陰陽」一詞幾乎只出現在與霍亂相關的紀錄中。

因此可見「關格」一詞在不同的典籍分類下有其不同傳承性，也因此造就了「關格」一詞複雜不清的涵義。這也是吾輩在認識、解釋及使用「關格」一詞上必須要特別注意的地方，惟有將「關格」的意義與理法方藥清楚的依不同典籍分類來使用，方能達到良好的療效。

第九章　總論與結論

　　中國的醫學，可分爲四個時期：一、上古時期；二、中古時期；
三、近世時期；四、現代時期。周秦以前的醫學，叫做上古時期的醫
學；自漢代歷兩晉隋唐以至宋元的醫學，叫做中古時期的醫學；明清
的醫學，叫做近世時期的醫學；民國以來的醫學，叫做現代時期的醫
學。

——陳邦賢[917]

　　在現代，我們有很清楚的科學名詞來規定疾病，而古時的醫術中疾病
連一個名稱都沒有，這並非偶然的。這一點很明顯的指出兩種性質不同的
疾病觀念。當然我們也能找到證據，證明上古時期也有種種疾病觀念和疾
病分類的緣起，不過他們從來不曾成熟。把疾病分類的古書並非不多，但
是總用著最原始的方法，用疾病在人身約略的位置，從頭到腳的描寫。這
種講解疾病的原因，或者是因爲當時對於疾病的結構還沒有充分的學識。
在僅能依據病的徵候，不知道發病的原理而專靠著猜度的時代，是決不能
得到關於疾病的正確思想的，也不能把各種疾病的個性狀態分別清楚的。
[918]

---

[917] 陳邦賢：《中國醫學史》，（台北：台灣商務印書館股份有限公司，
　　　1981），頁 7。

[918] 西格里斯著，顧謙吉譯：《人與醫學》（台北：台灣商務印書館股份有限公
　　　司，2012），頁 123。

本書討論了「關格」一詞在先秦至清代內容與涵義的演變。然而,「關格」一詞最早可能出現年代在哪個時期呢?在《馬王堆帛書五十二病方》實際記載的病名 103 多個;[919]《武威漢代醫簡》(成書約在公元一世紀左右)[920]中記載的一百餘種藥物中,也使用到瞿麥、皂莢等藥,但均未記載有關「關格」之病名。而《古代疾病名候疏義》[921]一書中所記載先秦至魏的典籍中也未見到有關「關格」之病名。另外,在《敦煌中醫藥全書》書中「敦煌診法類著作」[922]一節及《影印南朝祕本傷寒論校注考證》中均未見到《傷寒論·平脈法篇》的內容;另有學者論述今所存之《黃帝內經》的傳本應在唐代成書,[923,924]而且《神農本草經》的傳本年代仍有所爭議,因此由所得資料可見到「關格」一詞首先出現在《難經》,而後是在《名醫別錄》、《肘後方》與《小品方》,因此「關格」一詞最初可能出現在戰國時期,然而至東漢至東晉時期(200AD 年至 270AD)後才開始逐漸被醫家所記載及運用。

就語言學而言,「關格」二字可能是一種衍聲複詞—以聲音而不以意義結合的複詞,據《中國文法講話》:「構成這類複詞,不是以意義相結合的,它們純粹是由於聲音的關係,增加一個音節,總比不增加,唸起來

---

[919] 周德生:《五十二病方釋義》,(山西:山西科學技術出版社,2013),導讀頁 2。

[920] 張延昌:《武威漢代醫簡注解》,(北京:中醫古籍出版社,2006),頁 55。

[921] 余巖:《古代疾病名候疏義》,(台北:自由出版社,1972)。

[922] 叢春雨:《敦煌中醫藥全書》,(北京:中醫古籍出版社,1994),頁 221-340。

[923] 張琳葉,〈《黃帝內經》早期傳本略述〉,《福建中醫藥雜誌》,35(5)(2004),頁 40-42。

[924] 鄧楊春,〈《黃帝內經》成書於唐代的考證研究與分析〉,《中華中醫藥雜誌》,31(10)(2016),頁 3891-3900。

悦耳些、好聽些」。⁹²⁵主要是合兩個音節而成一個詞，但只有單一的意義。不過，對其意義來說，「關格」也可能是一種合義複詞，且偏向並列式合義複詞－兩個詞以並列的關係聯合來表示一個意義。因此對「關」、「格」二字而言，不論是哪一種詞性，兩個文字都必須結合在一起使用，即使《傷寒論》有「關則不通」、「格則吐逆」，然而也是相對來使用，若兩字分開，就失去其本意了。

就文字學而言，「關格」二字就字義而言，「關」本義為以木橫持門戶也，有不得出入之意；「格」本義為樹木的長枝條，若以名詞可衍伸為柵欄之義，古代社會中，門是空間控制與社會控制的重要設施，⁹²⁶因此若但以二陰所出之不利稱為「關格病」，是依其字義所生之說法，也是本草與方書類典籍對「關格」的認識。此外，《難經》所述的「關格」是指陰陽、內外之病機，與《傷寒論》所述之上下之症狀也是不同的。因此「關格」最初的使用應是單純使用於對於二便不利的危重症稱之為「關格病」，所以才有「卒關格」、「猝關格」、「關格之疾」、「關格微病」、「開關格」、「關格大小便不通」、「關格脹滿不通」的說法。有學者論述至西漢時五行生剋學說已經系統化，五行生剋學說正式形成。⁹²⁷在此之後，對於中醫的陰陽五行學說也開始形成，而變成有「榮衛關格」、「內外關格」、「陰陽關格」的說法出現，乃至有「精華關格」、「三焦關格」的敘述。

張綱在《中醫百病名源考》中云：「關，謂關陰於內；格，謂格陽於外。蓋陰關於內則無以出，陽格於外則無由入，故先秦時期《內經》以『關格』名病者，則本謂表裡陰陽之否塞離絕之後也。而時至東漢，仲景又轉

<hr>

⁹²⁵ 許世瑛：《中國文法講話》，（台北：開明出版社，1973） ，頁。

⁹²⁶ 劉增貴，〈門戶與中國古代社會〉，《中央研究院歷史語言研究所集刊》，68（4）（1997），頁 817-897。

⁹²⁷ 陳德述，〈略論陰陽五行學說的起源與形成〉，《西華大學學報》，33（2）（2014），頁 1-11。

以溲閉吐逆之證爲關格者，則以陰之與陽，本無定指，陰可言內，而亦可言下，陽可言外，而亦可言上，故轉以本言關內格外之關格爲關下格上，則下閉上逆，則下閉上逆之證遂亦可以之而稱焉。至如晉隋之時，另有以二便不通爲關格者，則殆由不明此關陰格陽之義使之然也」。[928]對於張綱的說法，似乎有些偏剖，並未從典籍沿革及分類去了解「關格」一詞的涵義，若據以《內經》、《傷寒》來論述「關格」的涵義，就會有失疾病治療發展的歷史軌跡，也才有「至如晉隋之時，另有以二便不通爲關格者，則殆由不明此關陰格陽之義使之然也」之言論。

因此，除本書所提內容外，「關格」一詞在中醫典籍中，其實還有更多的內容，因爲若將與「關」、「格」兩字有關的名詞的分開搜尋，例如以「關則不通」、「格則吐逆」來搜尋，相信會有更多的資料出現，不過透過本書對「關格」的淺略分析，對於「關格」一詞的內容也能大略地有所了解，茲分廣義及狹義來論述一下對「關格」的看法。

廣義而言，「關格」是一種疾病名，本草及方書已經明確的敘述其臨床症狀就是「小便不利」、「大便不利」、「二便不通」，這也是《諸病源侯論》所表達的內容，這也是最初「關格病」的涵義。待《難經》、《黃帝內經》之後，就如《素問・脈要精微論》曰：「陰陽不相應，病名曰關格」，而給予「關格」更清楚的病因及脈象內容。因爲在古老的年代，這種症狀就足以是一種危症，因此「關格」所代表的是一種疾病危急的一種狀態，而大小便不通在過去而言，就是一種非常危急的症狀。

狹義來說，「關格」雖仍是一個病名，就如《傷寒論》所述，但只能使用於「吐逆，食不得入」或「吐逆，小便不利」的狀態。這是因《宋本傷寒論》成書之後才開始有此論述。但對於尊崇《傷寒論》的醫家而言，必須包含吐逆之症，方有上下陰陽之病機，也才能稱爲「關格」。

---

[928] 張綱：《中醫百病名源考》（台北：文光圖書有限公司，2001），頁208。

作者仍認為，醫經、本草方書、傷寒論三者，在對臨床所見疾病的病因病機、症狀鑑別、疾病診斷、處方用藥治療上，形成了三種不同的理論體系，並主導著中醫對這些疾病的認識。從上古時代的「以症用藥」、「以症用方」，到「辨病論治」，再到治療理論形成，乃至現今的「辨證論治」，與每個時代的時空背景均有相關性，不同的年代而使得醫家對疾病的內涵有不同的瞭解，萬不能以現代資訊流通、物流方便的情況去論述過去。

綜觀，由宋元以前方書類、本草類及綜合醫書類典籍較多，到明代以綜合醫書、臨床各科及醫經類典籍較多，最後清代以綜合醫書、醫案醫話及醫經類典籍數量較多的演變。這種變化可以由以下一段話來的到一些啟發。

「誰也無法否定，人類的動物本能與早期醫藥的發明有著絲絲縷縷的關係。然而除了人類，那怕自我救護本能再強的動物，也不曾產生過我們所指的醫學。這種醫學，徹底擺脫了動物本能的無意識性，而是人類自覺的、主動的治療各種疾病，並對已經累積的醫療知識進行總結、歸納、抽象、提高，使之上升成為理論，或汲取借用社會已有的其他理論來解釋醫學現象」。[929]

我們可以知道這是符合一種醫學發展的軌跡。從單純用藥用方治療，到理論形成討論階段，最後討論並大量用於臨床實證的治療紀錄上。

最後，本書以「中醫文獻典籍斷代分類研究法」的方式，將不同年代的醫學典籍分類、分析、比對及解釋相關內容，並配合各個時代背景來討論，相信對於中醫病名或專有名詞涵義的演變，能有更深入的瞭解，也能

---

[929] 張志斌、李經緯、鄭金生：《中醫的歷史》（北京：人民衛生出版社，2011），頁 11。

使吾輩醫家在解讀典籍時，不會落入單一觀念窠臼，而誤解典籍的說法。
才能在學術的研究或臨床的診療上發揮中醫長處，增加治療的效果。

附錄書目總表

附錄一 宋元醫經類典籍資料

附錄二 宋元本草類典籍資料

附錄三 宋元傷寒類典籍資料

附錄四 宋元方書類典籍資料

附錄五 綜合醫書典籍資料

附錄六 宋代醫論醫案類典籍資料

附錄七 明代醫經類典籍資料

附錄八 明代本草類典籍資料

附錄九　明代傷寒類典籍資料

附錄十　明代方書類典籍資料

附錄十一　明代綜合醫書典籍資料

附錄十二 明代臨證各科典籍資料

附錄十三　清代醫經典籍資料

一、《素問經注節解》（A.D. 1669）

二、《黃帝內經靈樞集注》（A.D. 1669）

三、《黃帝內經素問集注》（A.D. 1670）

四、《內經博議》（A.D.1675）

五、《素問靈樞類纂約注》（A.D. 1689）

六、《黃帝素問直解》（A.D. 1695）

七、《靈素節注類編》（A.D. 1700）

八、《難經經釋》（A.D. 1727）

九、《古本難經闡注》（A.D. 1736）

十、《四聖心源》（A.D. 1753）

十一、　《醫經原旨》（A.D. 1754）

十二、　《素靈微蘊》（A.D. 1754）

「關捔」一詞名義源流考

附錄十四　清代診法類典籍資料

附錄十五　清代本草類典籍資料

附錄十六　清代傷寒類典籍資料

附錄十七 清代方書類典籍資料

三、《成方切用》（A.D.1761）

四、《喻選古方試驗》（A.D.1838）

五、《驗方新編》（A.D.1846）

六、《十劑表》（A.D.1870）

七、《經方例釋》（A.D.1884）

八、《疑難急症簡方》（A.D.1895）

九、《退思集類方歌注》（A.D.1897）

十、《成方便讀》（A.D.1904）

十一、　《診驗醫方歌括》（不詳）

附錄十八　清代綜合醫書類典籍資料

一、《醫門法律》（A.D.1658）

二、《醫宗說約》（A.D.1663）

三、《病機沙篆》（A.D.1667）

四、《古今名醫匯粹》（A.D.1675）

五、《證治匯補》（A.D.1687）

六、《石室祕錄》（A.D.1687）

七、《辨證奇聞》（A.D.1687）

八、《辨證錄》（A.D.1687）

九、《辨症玉函》（A.D.1693）

十、《馮氏錦囊祕錄》（A.D.1694）

十一、　《張氏醫通》（A.D.1695）

十二、　　　《顧松園醫鏡》（A.D.1718）

十三、　　　《醫學心悟》（A.D.1732）

十四、　　　《絳雪園古方選注》（A.D.1732）

十五、　　　《景岳全書發揮》（A.D.1746）

十六、　　　《醫碥》（A.D.1751）

十七、　　　《方症會要》（A.D.1756）

十八、　　　《蘭臺軌範》（A.D.1764）

十九、　　　《針灸學綱要》（A.D.1766）

二十、　　　《一見能醫》（A.D.1769）

二十一、　　　《雜病源流犀燭》（A.D.1773）

二十二、　　　《羅氏會約醫鏡》（A.D.1789）

二十三、　　　《醫醫偶錄》（A.D.1803）

二十四、　　　《急救廣生集》（A.D.1805）

二十五、　　　《古今醫徹》（A.D.1808）

二十六、　　　《醫學指要》（A.D.1812）

二十七、　　　《醫述》（A.D.1817）

二十八、　　　《證治針經》（A.D.1823）

二十九、　　　《筆花醫鏡》（A.D.1824）

三十、　　　《奉時旨要》（A.D.1830）

三十一、　　　《類證治裁》（A.D.1839）

三十二、　　　《醫略十三篇》（A.D.1840）

三十三、　　　《醫學指歸》（A.D.1851）

三十四、　　　《校注醫醇賸義》（A.D.1863）

三十五、　　　《理瀹駢文》（A.D.1864）

三十六、　　　《針灸逢源》（A.D.1871）

三十七、　　　《勉學堂針灸整合》（A.D.1874）

三十八、　　　《王樂亭指要》（A.D.1875）

三十九、　　　《外治壽世方》（A.D.1877　）

四十、　　《醫學舉要》（A.D.1879）

四十一、　　　《醫方簡義》（A.D.1883）

四十二、　　　《醫學妙諦》（A.D.1893）

四十三、　　　《醫學衷中參西錄》（A.D.1918）

四十四、　　　《子午流注說難》（A.D.1936）

四十五、　　　《針灸整合》（A.D.1949）

四十六、　　　《針灸問答》（A.D.1961）

附錄十九　清代各科醫書類典籍資料

一、《雜病心法要訣》（雜病）　（A.D.1724）

二、《幼科匯訣直解》（幼科（A.D.）1726）

三、《麻科活人全書》（葉氏痘疹錦囊）　（A.D.1748）

四、《瘍醫大全》（A.D.1760）

五、《幼科釋謎》（A.D.1774）

六、《評注產科心法》（A.D.1780）

七、《大方脈》（A.D.1795）

八、《彤園醫書（小兒科）》（A.D.1795）

九、《目經大成》（A.D.1804）

十、《金匱啓鑰（眼科）》（A.D.1804）

附錄二十　清代醫案醫話類典籍資料

十七、　《王九峰醫案（二》（A.D.1813）

十八、　《葉天士曹仁伯何元長醫案》（A.D.1821）

十九、　《三家醫案合刻》（A.D.1831）

二十、　《葉氏醫案存眞》（A.D.1836）

二十一、　《歸硯錄》（A.D.1838）

二十二、　《張愛廬臨證經驗方》（A.D.1846）

二十三、　《王氏醫案續編》（A.D.1850）

二十四、　《回春錄》（A.D.1850）

二十五、　《花韻樓醫案》（A.D.1850）

二十六、　《王氏醫案繹注》（A.D.1852）

二十七、　《古今醫案按選》（A.D.1853）

二十八、　《王孟英醫案》（A.D.1854）

二十九、　《研經言》（A.D.1856）

三十、　《醫原》（A.D.1861）

三十一、　《得心集醫案》（A.D.1861）

三十二、　《沈菊人醫案》（A.D.1875）

三十三、　《蠢子集（醫）》（A.D.1882）

三十四、　《龍砂八家醫案》（A.D.1889）

三十五、　《王應震要訣》（A.D.1892）

三十六、　《青霞醫案》（A.D.1892）

三十七、　《冷廬醫話》（A.D.1897）

三十八、　《柳寶詒醫論醫案》（A.D.1900）

三十九、　《醫醫小草》（A.D.1901）

四十、　《邵蘭蓀醫案》（A.D.1910）

四十一、　《旌孝堂醫案》（A.D.1910）

「關格」一詞名義源流考

「關格」相關名詞查詢資料

附錄一　「關格」相關名詞查詢資料

一、散石熱動關格

4.方書類 ＞4.1 綜合方書 ＞4.11 漢唐方書 ＞ 小品方 ＞ 卷第四 ＞ 治發黃患淋諸方

4.方書類 ＞4.1 綜合方書 ＞4.12 宋元方書 ＞ 千金寶要 ＞ 卷之六

4.方書類 ＞4.1 綜合方書 ＞4.12 宋元方書 ＞ 嚴氏濟生方 ＞ 小便門 ＞ 淋利論治 ＞ 地膚子湯

8.綜合醫書類 ＞ 備急千金要方 ＞ 卷二十一　消渴淋閉方 ＞ 淋閉第二 ＞ 地膚子湯

二、卒關格

3.本草類 ＞ 3.1 綜合本草 ＞ 3.11 唐以前本草 ＞ 本草圖經 ＞ 木部中品卷第十一 ＞ 吳茱萸

3.本草類 ＞3.1 綜合本草 ＞3.12 宋元本草 ＞ 證類本草 ＞ 卷第十三 ＞ 吳茱萸

3.本草類 > 3.1 綜合本草 > 3.12 宋元本草 > 證類本草 > 卷第二十七 > 冬葵子

3.本草類 > 3.1 綜合本草 > 3.13 明代本草 > 本草品彙精要 > 卷之三十八 > 菜部上品 > 菜之草 > 冬葵子

3.本草類 >3.1 綜合本草 >3.13 明代本草 > 本草蒙筌 > 卷之六 > 菜部 > 冬葵子

3.本草類 > 3.1 綜合本草 > 3.13 明代本草 > 本草綱目 > 主治第三卷 > 百病主治藥 > 大便燥結

3.本草類 > 3.1 綜合本草 > 3.13 明代本草 > 本草綱目 > 果部第三十二卷 > 果之四 > 吳茱萸

4.方書類 >4.1 綜合方書 >4.12 宋元方書 > 千金寶要 > 卷之六 > 仙人玉壺丸

4.方書類 >4.1 綜合方書 >4.13 明代方書 > 普濟方 > 卷三十九 > 大腸腑門 > 大小便不通（附論）

4.方書類 > 4.1 綜合方書 > 4.13 明代方書 > 普濟方 > 卷二百五十五 > 雜治門 > 雜病

4.方書類 >4.4 單方驗方 > 集驗方 > 卷第五 > 治大便難及大小便並不通方（《醫心方》卷十二）

4.方書類 >4.4 單方驗方 > 本草單方 > 卷八 > 二便不通 《普濟方》

8.綜合醫書類 > 古今醫統大全 > 卷之九十五 > 本草集要（下） > 木部

8.綜合醫書類 > 醫學入門 > 內集·卷二 > 本草分類 > 治燥門

8.綜合醫書類 > 醫學入門 > 內集·卷二 > 本草分類 > 治寒門

8.綜合醫書類 > 備急千金要方 > 卷十二　膽腑方 > 萬病丸散第七 > 仙人玉壺丸方

8.綜合醫書類 > 醫心方 > 卷第十二 > 治大小便不通方第十二　　《葛

氏方》

8.綜合醫書類 ＞ 醫心方 ＞ 卷第十四 ＞ 治注病方第十一

9.臨證各科類 ＞9.1 內科 ＞9.11 內科通論 ＞ 雜病廣要 ＞ 臟腑類 ＞ 關格
（《法律》）

三、猝關格

8.綜合醫書類 ＞ 外台祕要 ＞ 卷第二十七 ＞ 大便失禁並關格大小便不
通方二十二首　備急葛氏

四、關格病

1.醫經類 ＞1.1 內經 ＞1.12 類編摘編 ＞ 靈素節注類編 ＞ 卷四下 ＞ 經解
＞ 辨脈陰陽四時逆從病狀

1.醫經類 ＞1.4 難經 ＞1.41 註釋 ＞ 難經古義 ＞ 卷之上

1.醫經類 ＞1.4 難經 ＞1.41 註釋 ＞ 難經正義 ＞ 卷一 ＞ 三難

4.方書類 ＞4.2 方論 ＞ 經方例釋 ＞ 經方例釋中

4.方書類 ＞ 4.4 單方驗方 ＞ 集驗方 ＞ 卷第五 ＞ 治大便難及大小便並不
通方（《外台》卷二十七）

6.傷寒金匱類 ＞6.1 傷寒論 ＞6.12 發揮 ＞ 傷寒九十論 ＞ 格陽關陰證（八
十三）

8.綜合醫書類 ＞ 醫門法律 ＞ 卷五 ＞ 關格門 ＞ 進退黃連湯方論

8.綜合醫書類 ＞ 醫門法律 ＞ 卷五 ＞ 關格門 ＞ 關格門方

8.綜合醫書類 ＞ 萬病回春 ＞ 卷之四 ＞ 關格

8.綜合醫書類 ＞ 醫述 ＞ 卷七·雜證匯參 ＞ 關格

五、關格微病

六、關格勞澀

七、開關格

> 大黃瀉熱湯

8.綜合醫書類 > 外台祕要 > 卷第六 > 中焦熱及寒洩痢方三首（千金同）

11.醫論醫案類 > 11.2 醫論醫話 > 歸硯錄 > 卷二

八、四時關格

4.方書類 >4.1 綜合方書 >4.13 明代方書 > 普濟方 > 卷二十 > 脾　髒門 > 總論

6.傷寒金匱類 >6.1 傷寒論 >6.12 發揮 > 傷寒總病論 > 卷第五 > 天行溫病論 > 黃肉隨證

8.綜合醫書類 > 備急千金要方 > 卷十五　脾臟方 > 脾臟脈論第一

九、關格脹滿不通

8.綜合醫書類 > 外台祕要 > 卷第二十七 > 關格脹滿不通方四首　千金

十、隔絕關格

4.方書類 >4.1 綜合方書 >4.12 宋元方書 > 千金寶要 > 卷之六

4.方書類 >4.1 綜合方書 >4.14 清代民國方書 > 方劑辭典 > 十一畫

8.綜合醫書類 > 外台祕要 > 卷第六 > 中焦熱及寒洩痢方三首（千金同）

8.綜合醫書類 > 醫心方 > 卷　第　六 > 治三焦病方第二十

十一、 關格大小便不通

3.本草類 > 3.1 綜合本草 > 3.13 明代本草 > 本草品彙精要 > 卷之 一 > 玉石部上品之上 > 石之水 > 芒硝

3.本草類 > 3.1 綜合本草 > 3.13 明代本草 > 本草品彙精要 > 卷之三十八 > 菜部上品 > 菜之草 > 冬葵子

4.方書類 > 4.1 綜合方書 > 4.12 宋元方書 > 太平聖惠方 > 卷第五十八 > 治關格大小便不通諸方

4.方書類 > 4.1 綜合方書 > 4.12 宋元方書 > 雞峰普濟方 > 卷 第 六 > 治大小便不通等方 > 鹿角丸

4.方書類 >4.1 綜合方書 >4.13 明代方書 > 普濟方 > 卷三十九 > 大腸腑門 > 大小便不通（附論）

4.方書類 >4.1 綜合方書 >4.13 明代方書 > 普濟方 > 卷二百十六 > 小便淋祕門 > 小便不通

4.方書類 >4.1 綜合方書 >4.13 明代方書 > 證治準繩·類方 > 第三冊 > 關格

8.綜合醫書類 > 醫門法律 > 卷五 > 關格門 > 關格門方

8.綜合醫書類 > 外台祕要 > 卷第二十七 > 大便失禁並關格大小便不通方二十二首（文仲同出第六卷中）

8.綜合醫書類 > 醫心方 > 卷第十二 > 治大小便不通方第十二

9.臨證各科類 >9.1 內科 >9.11 內科通論 > 濟陽綱目 > 卷二十一 > 關格 > 治方

「關格」相關名詞查詢資料

十二、 關格壅塞

4.方書類 > 4.1 綜合方書 > 4.12 宋元方書 > 太平聖惠方 > 卷第六十 > 治痔肛邊生鼠乳諸方

4.方書類 > 4.1 綜合方書 > 4.12 宋元方書 > 嚴氏濟生方 > 五痔腸風髒毒門 > 五痔論治

4.方書類 > 4.1 綜合方書 > 4.13 明代方書 > 普濟方 > 卷二百九十八 > 痔 漏 門 > 牡 痔

十三、 關格不利

3.本草類 > 3.1 綜合本草 > 3.12 宋元本草 > 證類本草 > 卷第十四 > 皂莢

4.方書類 > 4.1 綜合方書 > 4.12 宋元方書 > 御藥院方 > 卷八 > 治雜病門 > 衝開散

4.方書類 > 4.1 綜合方書 > 4.13 明代方書 > 急救良方 > 卷之一 > 大小便不通第二十五

4.方書類 > 4.1 綜合方書 > 4.13 明代方書 > 仁術便覽 > 卷三 > 大便不通 > 【大小承氣湯】

8.綜合醫書類 > 壽世保元 > 卷五 > 二便閉

8.綜合醫書類 > 醫學入門 > 內集·卷二 > 本草分類 > 治風門

8.綜合醫書類 > 醫學綱目 > 卷之二十二·脾胃部 > 嘔吐膈氣總論 > 關格

9.臨證各科類 > 9.1 內科 > 9.11 內科通論 > 雜病廣要 > 臟腑類 > 關格

9.臨證各科類 > 9.1 內科 > 9.11 內科通論 > 大方脈 > 雜病心法集解

卷四 ＞ 宣上法

9.臨證各科類 ＞ 9.3 兒科 ＞ 9.31 兒科通論 ＞ 形園醫書（小兒科） ＞ 卷之四 ＞ 便閉門 ＞ 二便祕結

十四、 關格之異

6.傷寒金匱類 ＞6.1 傷寒論 ＞6.12 發揮 ＞ 傷寒九十論 ＞ 格陽關陰證（八十三）

十五、 榮衛關格

8.綜合醫書類 ＞ 三因極一病證方論 ＞ 卷之十 ＞ 勞瘵治法 ＞ 蛤蚧散

十六、 關格不平

4.方書類 ＞4.1 綜合方書 ＞4.12 宋元方書 ＞ 仁齋直指方論（附補遺） ＞ 卷之七 ＞ 嘔吐 ＞ 嘔吐方論

9.臨證各科類 ＞9.1 內科 ＞9.11 內科通論 ＞ 金匱翼 ＞ 卷七 ＞ 嘔吐統論

9.臨證各科類 ＞9.1 內科 ＞9.11 內科通論 ＞ 濟陽綱目 ＞ 卷十八 ＞ 嘔吐 ＞ 論嘔吐有寒熱痰食血氣不同

十七、 內外關格

4.方書類 ＞4.1 綜合方書 ＞4.12 宋元方書 ＞ 仁齋直指方論（附補遺） ＞ 卷之十五 ＞ 祕澀 ＞ 小便不通方論

「關格」相關名詞查詢資料

4.方書類 > 4.1 綜合方書 > 4.12 宋元方書 > 世醫得效方 > 卷 第 二 > 大方脈雜醫科 > 痎瘧 > 傷寒遺事

4.方書類 > 4.1 綜合方書 > 4.13 明代方書 > 普濟方 > 卷一百二十一 > 傷寒門 > 傷寒總論

4.方書類 > 4.1 綜合方書 > 4.13 明代方書 > 普濟方 > 卷一百二十二 > 傷寒門 > 頭汗

4.方書類 >4.1 綜合方書 >4.13 明代方書 > 普濟方 > 卷二百十四 > 小便淋祕門 > 總論

4.方書類 > 4.1 綜合方書 > 4.13 明代方書 > 普濟方（卷 358 至卷 480） > 卷三百九十 > 嬰孩心腹痛等疾門 > 盜汗

6.傷寒金匱類 > 6.1 傷寒論 > 6.12 發揮 > 傷寒六書 > 傷寒明理續論卷之六 > 頭汗

6.傷寒金匱類 > 6.1 傷寒論 > 6.12 發揮 > 傷寒廣要 > 卷三 > 辨證 > 死證

8.綜合醫書類 > 證治匯補 > 卷之八 > 下竅門 > 癃閉

8.綜合醫書類 > 丹溪心法 > 卷三 > 小便不通四十

8.綜合醫書類 > 古今醫統大全 > 卷之十三 > 傷寒門（上） > 證候 > 頭汗

8.綜合醫書類 > 古今醫統大全 > 卷之七十三 > 便癃證（即小水不通） > 治法 > 治小便不通須知理氣

8.綜合醫書類 > 馮氏錦囊祕錄 > 雜症大小合參卷三 > 不尿（胎症）

8.綜合醫書類 > 醫學入門 > 外集·卷三 >（病機）外感 > 傷寒 > 傷寒初證

8.綜合醫書類 > 景岳全書 > 卷之八須集 > 傷寒典（下） > 傷寒逆證賦（五十七）

9.臨證各科類 ＞9.1 內科 ＞9.11 內科通論 ＞ 雜病廣要 ＞ 臟腑類 ＞ 小便不通

十八、 痞塞關格

4.方書類 ＞4.1 綜合方書 ＞4.12 宋元方書 ＞ 世醫得效方 ＞ 卷第六 ＞ 大方脈雜醫科 ＞ 脹滿 ＞ 鼓脹　導氣丸

8.綜合醫書類 ＞ 古今醫統大全 ＞ 卷之三十 ＞ 脹滿門 ＞ 藥方 ＞ 治脹滿攻下劑

8.綜合醫書類 ＞ 張氏醫通 ＞ 卷八 ＞ 七竅門上 ＞ 暴盲

9.臨證各科類 ＞9.1 內科 ＞9.11 內科通論 ＞ 證治準繩·雜病 ＞ 第七冊 ＞ 七竅門上 ＞ 目 ＞ 暴盲

9.臨證各科類 ＞9.1 內科 ＞9.11 內科通論 ＞ 證治準繩·雜病 ＞ 第七冊 ＞ 七竅門上 ＞ 目 ＞ 雀盲

9.臨證各科類 ＞9.5 五官科 ＞9.51 眼科 ＞ 審視瑤函 ＞ 卷五 ＞ 運氣原證 ＞ 內障 ＞ 高風障症

十九、 關格異病

8.綜合醫書類 ＞ 丹溪心法 ＞ 卷二 ＞ 痰十三

8.綜合醫書類 ＞ 古今醫統大全 ＞ 卷之四十三 ＞ 痰飲門 ＞ 病機 ＞ 痰清痰濁辨

8.綜合醫書類 ＞ 玉機微義 ＞ 卷四 ＞ 痰飲門 ＞ 論痰清濁

8.綜合醫書類 ＞ 古今醫鑒 ＞ 卷之四 ＞ 痰飲

8.綜合醫書類 ＞ 明醫雜著 ＞ 卷之二 ＞ 痰飲

二十、 關格之疾

五 > 辨陽明病脈證治第八

9.臨證各科類 > 9.1 內科 > 9.12 內科專論 > 證治準繩·傷寒 > 卷三 > 陽明病 > 胃實不大便

二十一、 氣壅關格不通

3.本草類 > 3.1 綜合本草 > 3.13 明代本草 > 神農本草經疏 > 卷三 > 玉石部上品 > 滑石《廣利方》

3.本草類 > 3.1 綜合本草 > 3.13 明代本草 > 本草品彙精要 > 卷 之一 > 玉石部上品之上 > 石之土 > 滑石

3.本草類 > 3.1 綜合本草 > 3.13 明代本草 > 本草綱目 > 石部第九卷 > 金石之三 > 滑石

3.本草類 > 3.1 綜合本草 > 3.13 明代本草 > 本草綱目 > 草部第十三卷 > 草之二 > 徐長卿

4.方書類 > 4.1 綜合方書 > 4.13 明代方書 > 普濟方 > 卷二百十四 > 小便淋祕門 > 總論

4.方書類 > 4.4 單方驗方 > 本草單方 > 卷八 > 二便不通

4.方書類 > 4.4 單方驗方 > 溪祕傳簡驗方 > 卷下 > 二便門

二十二、 三焦關格

8.綜合醫書類 > 壽世保元 > 卷八 > 積癖

8.綜合醫書類 > 張氏醫通 > 卷八 > 七竅門上 > 外障

8.綜合醫書類 > 濟世全書 > 坤集 卷七 > 癖疾

9.臨證各科類 > 9.1 內科 > 9.11 內科通論 > 證治準繩·雜病 > 第七冊

二十三、 關格牢澀——肝勞實熱

二十四、 脅痛關格不通

8.綜合醫書類 > 醫學入門 > 外集·卷四 > 雜病提綱 > 內傷 > 諸虛

二十五、 閉塞關格

9.臨證各科類 ＞9.5 五官科 ＞9.51 眼科 > 審視瑤函 > 卷五 > 運氣原證 > 內障 > 暴盲症
其故有三：曰陰孤，曰陽寡，曰神離，乃閉塞關格之病。

二十六、 精華關格

9.臨證各科類 ＞ 9.1 內科 ＞ 9.11 內科通論 > 證治準繩·雜病 > 第七冊 > 七竅門上 > 目 > 目妄見

9.臨證各科類 ＞9.5 五官科 ＞9.51 眼科 > 審視瑤函 > 卷五 > 運氣原證 > 妄 見 > 黑夜晴明症

9.臨證各科類 ＞9.5 五官科 ＞9.51 眼科 > 金匱啓鑰（眼科）＞ 卷五 > 妄見 > 神光自見論（附黑夜晴明）> 黑夜晴明

11.醫論醫案類 > 11.1 醫案 > 奇症匯 > 卷之一 > 目

二十七、 通關格

3.本草類 > 3.1 綜合本草 > 3.11 唐以前本草 > 本草圖經 > 茱部卷第十七 > 薄荷

3.本草類 > 3.1 綜合本草 > 3.12 宋元本草 > 證類本草 > 卷第二十八 >

薄荷

3.本草類 > 3.1 綜合本草 > 3.13 明代本草 > 滇南本草 > 第一卷 > 郁李仁（棠梨）

3.本草類 > 3.1 綜合本草 > 3.13 明代本草 > 本草品彙精要 > 卷 之十 > 草部中品之上 > 草之草 > 瞿麥

3.本草類 > 3.1 綜合本草 > 3.13 明代本草 > 本草品彙精要 > 卷之三十九 > 菜部中品 > 菜之草 > 薄荷

3.本草類 > 3.1 綜合本草 > 3.13 明代本草 > 本草品彙精要 > 續集卷之七下 > 蟲魚部 > 裸蟲 > 皂莢蠹蟲

3.本草類 > 3.1 綜合本草 > 3.13 明代本草 > 本草蒙筌 > 卷之七 > 果部 > 郁李仁

3.本草類 > 3.1 綜合本草 > 3.13 明代本草 > 本草蒙筌 > 卷之十二 > 人部 > 發髮

3.本草類 > 3.1 綜合本草 > 3.13 明代本草 > 本草綱目 > 草部第十四卷 > 草之三 > 薄荷

3.本草類 > 3.1 綜合本草 > 3.13 明代本草 > 本草乘雅半偈 > 第三 帙 > 葵子

3.本草類 > 3.1 綜合本草 > 3.13 明代本草 > 本草乘雅半偈 > 第九帙 > 薄荷

3.本草類 > 3.1 綜合本草 > 3.13 明代本草 > 本草易讀 > 本草易讀卷四 > 冬葵子百一十

3.本草類 > 3.1 綜合本草 > 3.13 明代本草 > 雷公炮製藥性解 > 卷五 > 木部 > 大腹皮

3.本草類 > 3.1 綜合本草 > 3.14 清代本草 > 要藥分劑 > 卷一 > 宣劑上 > 薄荷

「關格」一詞名義源流考

6.傷寒金匱類 ＞ 6.2 金匱要略 ＞ 6.21 註釋 ＞ 金匱玉函經二注 ＞ 卷二十二 ＞ 婦人雜病脈證並治第二十二

8.綜合醫書類 ＞ 三因極一病證方論 ＞ 卷之九 ＞ 尿血證治 ＞ 發灰散

8.綜合醫書類 ＞ 馮氏錦囊祕錄 ＞ 雜症痘疹藥性主治合參卷四十四 ＞ 果部 ＞ 郁李仁

8.綜合醫書類 ＞ 馮氏錦囊祕錄 ＞ 雜症痘疹藥性主治合參卷四十八 ＞ 人部 ＞ 發髮

8.綜合醫書類 ＞ 醫學入門 ＞ 內集·卷二 ＞ 本草分類 ＞ 治風門

8.綜合醫書類 ＞ 醫學入門 ＞ 內集·卷二 ＞ 本草分類 ＞ 治燥門

8.綜合醫書類 ＞ 醫學綱目 ＞ 卷之十七·心小腸部 ＞ 諸見血門

8.綜合醫書類 ＞ 醫學綱目 ＞ 卷之十七·心小腸部 ＞ 諸見血門 ＞ 溲血

8.綜合醫書類 ＞ 赤水玄珠 ＞ 第九卷 ＞ 血門 ＞ 小便血 ＞ 附方

8.綜合醫書類 ＞ 赤水玄珠 ＞ 第九卷 ＞ 血門 ＞ 九竅出血

9.臨證各科類 ＞9.1 內科 ＞9.11 內科通論 ＞ 雜病廣要 ＞ 諸血病 ＞ 小便血

9.臨證各科類 ＞9.1 內科 ＞9.11 內科通論 ＞ 濟陽綱目 ＞ 卷六十二 ＞ 溺血 ＞ 治虛損尿血方

9.臨證各科類 ＞ 9.1 內科 ＞ 9.11 內科通論 ＞ 不居集 ＞ 上集卷之十三 ＞ 血證全書 ＞ 九竅出血

9.臨證各科類 ＞9.2 婦產科 ＞9.21 婦產 ＞ 女科證治準繩 ＞ 卷之三 ＞ 雜證門下 ＞ 小便出血

10.養生食療外治類 ＞10.3 藥膳食療 ＞ 隨息居飲食譜 ＞ 蔬食類

二十八、 關格不通

1.醫經類 ＞1.1 內經 ＞1.12 類編摘編 ＞ 素問靈樞類纂約注 ＞ 卷中 ＞ 病機第三

1.醫經類 ＞1.2 素問 ＞1.21 註釋 ＞ 黃帝內經素問集注 ＞ 卷三 ＞ 脈要精微論篇第十七

1.醫經類 ＞1.3 靈樞 ＞1.31 註釋 ＞ 靈樞識 ＞ 卷三 ＞ 脈度篇第十七

2.診法類 ＞2.1 診法通論 ＞ 四診抉微 ＞ 卷之五 ＞ 切診 ＞ 痰症似祟脈

2.診法類 ＞2.1 診法通論 ＞ 醫學指要 ＞ 卷一 ＞ 臟腑系屬圖說

2.診法類 ＞2.1 診法通論 ＞ 重訂診家直訣 ＞ 卷下 ＞ 脈有頭本

2.診法類 ＞2.2 脈診 ＞ 脈學輯要 ＞ 卷下 ＞ 怪脈 ＞ 釜沸

2.診法類 ＞2.2 脈診 ＞ 脈簡補義 ＞ 卷下 ＞ 脈象叢說十條 ＞ 脈有頭本

2.診法類 ＞2.2 脈診 ＞ 辨脈平脈章句 ＞ 卷下平脈法篇第二 ＞ 第十章

3.本草類 ＞3.1 綜合本草 ＞3.11 唐以前本草 ＞ 神農本草經 ＞ 卷一 ＞ 上經 ＞ 發髮

3.本草類 ＞ 3.1 綜合本草 ＞ 3.11 唐以前本草 ＞ 本草圖經 ＞ 木部中品卷第十一 ＞ 吳　茱　萸

3.本草類 ＞3.1 綜合本草 ＞ 3.11 唐以前本草 ＞ 名醫別錄 ＞ 上品·卷第一 ＞ 發髮

3.本草類 ＞3.1 綜合本草 ＞3.12 宋元本草 ＞ 證類本草 ＞ 卷第三 ＞ 滑石

3.本草類 ＞3.1 綜合本草 ＞3.12 宋元本草 ＞ 證類本草 ＞ 卷第十三 ＞ 吳茱萸

3.本草類 ＞3.1 綜合本草 ＞3.12 宋元本草 ＞ 證類本草 ＞ 卷第十四 ＞ 郁李仁

3.本草類 ＞3.1 綜合本草 ＞3.12 宋元本草 ＞ 證類本草 ＞ 卷第十五 ＞ 發

「關格」相關名詞查詢資料

髮（音被）

「關格」一詞名義源流考

3.本草類 > 3.1 綜合本草 > 3.13 明代本草 > 本草綱目 > 石部第十一卷 > 金石之五 > 馬牙硝

3.本草類 > 3.1 綜合本草 > 3.13 明代本草 > 本草綱目 > 草部第十三卷 > 草之二 > 徐長卿

3.本草類 > 3.1 綜合本草 > 3.13 明代本草 > 本草綱目 > 菜部第二十六卷 > 菜之一 > 葫

3.本草類 > 3.1 綜合本草 > 3.13 明代本草 > 本草綱目 > 果部第三十二卷 > 果之四 > 胡椒

3.本草類 > 3.1 綜合本草 > 3.13 明代本草 > 本草綱目 > 果部第三十二卷 > 果之四 > 吳茱萸

3.本草類 > 3.1 綜合本草 > 3.13 明代本草 > 本草綱目 > 木部第三十六卷 > 木之三 > 郁李

3.本草類 > 3.1 綜合本草 > 3.13 明代本草 > 本草綱目 > 人部第五十二卷 > 人之一 > 發髮

3.本草類 > 3.1 綜合本草 > 3.13 明代本草 > 本草乘雅半偈 > 第 四帙 > 發髮

3.本草類 > 3.1 綜合本草 > 3.13 明代本草 > 雷公炮製藥性解 > 卷五 > 木部 > 郁李仁

3.本草類 > 3.1 綜合本草 > 3.13 明代本草 > 本草匯言 > 卷之九 > 木部（喬木類） > 皂莢

3.本草類 > 3.1 綜合本草 > 3.13 明代本草 > 本草匯言 > 卷之十 > 木部（灌木類） > 郁李

3.本草類 > 3.1 綜合本草 > 3.13 明代本草 > 本草匯言 > 卷之十三 > 石部 鹵石類 > 鹽

3.本草類 > 3.1 綜合本草 > 3.13 明代本草 > 本草匯言 > 卷之二十 > 摘

「關格」相關名詞查詢資料

《靈》、《素》兩經要句以爲用藥綱領 ＞ 臟

3.本草類 ＞3.1 綜合本草 ＞3.14 清代本草 ＞ 要藥分劑 ＞ 卷五 ＞ 補劑下 ＞ 發髮

3.本草類 ＞3.1 綜合本草 ＞3.14 清代本草 ＞ 要藥分劑 ＞ 卷六 ＞ 瀉劑上 ＞ 郁李仁

3.本草類 ＞3.1 綜合本草 ＞3.14 清代本草 ＞ 本草備要 ＞ 木部 ＞ 郁李仁

3.本草類 ＞3.1 綜合本草 ＞3.14 清代本草 ＞ 本草備要 ＞ 谷菜部 ＞ 大蒜

3.本草類 ＞3.1 綜合本草 ＞3.14 清代本草 ＞ 本經逢原 ＞ 卷四 ＞ 人部 ＞ 發

3.本草類 ＞ 3.1 綜合本草 ＞ 3.14 清代本草 ＞ 本草從新 ＞ 卷九　木部 ＞ 郁李仁

3.本草類 ＞ 3.1 綜合本草 ＞ 3.14 清代本草 ＞ 本草從新 ＞ 卷十一　菜部 ＞ 大蒜

3.本草類 ＞ 3.1 綜合本草 ＞ 3.14 清代本草 ＞ 神農本草經讀 ＞ 卷之二 ＞ 上品 ＞ 發髮

3.本草類 ＞ 3.1 綜合本草 ＞ 3.14 清代本草 ＞ 神農本草經百種錄 ＞ 上品 ＞ 發髮

3.本草類 ＞ 3.1 綜合本草 ＞ 3.14 清代本草 ＞ 本草崇原 ＞ 卷中　本經中品 ＞ 發髮

3.本草類 ＞ 3.1 綜合本草 ＞ 3.14 清代本草 ＞ 本草求眞 ＞ 上編 ＞ 卷五 血劑 ＞ 下血 ＞ 郁李仁

3.本草類 ＞ 3.1 綜合本草 ＞ 3.14 清代本草 ＞ 本草求眞 ＞ 下編 ＞ 卷八 主治上 ＞ 臟腑病症主藥 ＞ 膀胱

3.本草類 ＞3.1 綜合本草 ＞3.14 清代本草 ＞ 本草述鉤元 ＞ 卷六 ＞ 鹵石 部 ＞ 朴硝 ＞ 馬牙硝

3.本草類 > 3.1 綜合本草 > 3.14 清代本草 > 本草述鉤元 > 卷十五 > 菜部 > 葫

3.本草類 > 3.1 綜合本草 > 3.14 清代本草 > 本草述鉤元 > 卷三十二 > 人部 > 發

3.本草類 > 3.1 綜合本草 > 3.14 清代本草 > 本草思辨錄 > 卷四 > 亂髮

3.本草類 > 3.1 綜合本草 > 3.14 清代本草 > 本草撮要 > 卷四 蔬部 > 【大蒜】

3.本草類 > 3.1 綜合本草 > 3.14 清代本草 > 本草擇要綱目 > 溫性藥品 > 郁李仁

3.本草類 > 3.1 綜合本草 > 3.14 清代本草 > 本草分經 > 原例（次序略經更定） > 通行經絡 > 大蒜

3.本草類 > 3.3 歌訣便讀 > 神農本草經贊 > 卷一 上經 > 發髮

3.本草類 > 3.5 雜著 > 增廣和劑局方藥性總論 > 木部下品 > 郁李仁

3.本草類 > 3.5 雜著 > 增廣和劑局方藥性總論 > 人部 > 亂髮

3.本草類 > 3.5 雜著 > 本草詳節 > 卷之五 > 木部 > 郁李仁

3.本草類 > 3.5 雜著 > 本草詳節 > 卷之十二 > 人部 > 人發

3.本草類 > 3.5 雜著 > 增訂偽藥條辨 > 卷四 > 獸部（附人部一種） > 血余炭（十）

3.本草類 > 3.5 雜著 > 本草衍句 > 高士宗用藥大略 > 本草衍句

4.方書類 > 4.1 綜合方書 > 4.12 宋元方書 > 太平聖惠方 > 卷第二十六 > 治腎勞諸方

4.方書類 > 4.1 綜合方書 > 4.12 宋元方書 > 太平聖惠方 > 卷第五十八 > 治關格大小便不通諸方

4.方書類 > 4.1 綜合方書 > 4.12 宋元方書 > 聖濟總錄 > 卷第八十六 > 虛勞門 > 肝勞

「關格」一詞名義源流考

「關格」一詞名義源流考

「關格」相關名詞查詢資料

景平脈法四十五條

6.傷寒金匱類 > 6.1 傷寒論 > 6.13 雜著 > 傷寒直指 > 《傷寒直指》卷一 > 辨平脈法第二

6.傷寒金匱類 > 6.1 傷寒論 > 6.13 雜著 > 傷寒直指 > 《傷寒直指》卷十二 > 類證三 > 振戰慄

6.傷寒金匱類 > 6.2 金匱要略 > 6.21 註釋 > 金匱要略廣注 > 卷下 > 雜療方第二十三

7.溫病類 > 7.1 溫病通論 > 溫熱逢源 > 捲上 > 附註仲景兼感濕溫證治各條

7.溫病類 > 7.1 溫病通論 > 溫熱經緯 > 卷二 > 仲景濕溫篇

7.溫病類 > 7.2 溫病專論 > 暑症發原 > 手少陽三焦經

7.溫病類 > 7.2 溫病專論 > 暑症發原 > 手少陽三焦症治

8.綜合醫書類 > 醫門法律 > 卷五 > 關格門 > 關格論

8.綜合醫書類 > 醫門法律 > 卷五 > 關格門 > 關格門方

8.綜合醫書類 > 醫門法律 > 卷六 > 脹病論 > 脹病諸方

8.綜合醫書類 > 證治匯補 > 卷之二 > 內因門 > 痰症

8.綜合醫書類 > 壽世保元 > 卷一 > 脈辨生死

8.綜合醫書類 > 古今醫統大全 > 卷之三十 > 脹滿門 > 藥方 > 脹滿通用調理諸劑

8.綜合醫書類 > 古今醫統大全 > 卷之三十 > 脹滿門 > 藥方 > 治脹滿攻下劑

8.綜合醫書類 > 古今醫統大全 > 卷之九十五 > 本草集要（下） > 木部

8.綜合醫書類 > 古今醫統大全 > 卷之九十五 > 本草集要（下） > 本草人部

8.綜合醫書類 > 松崖醫徑 > 捲上 > 六經分屬病證 > 腎部證治之圖

8.綜合醫書類 > 張氏醫通 > 卷四 > 諸嘔逆門 > 嘔吐噦

8.綜合醫書類 > 張氏醫通 > 卷四 > 諸嘔逆門 > 關格

8.綜合醫書類 > 張氏醫通 > 卷十四 > 關格門

8.綜合醫書類 > 丹台玉案 > 卷之三 > 痰門

8.綜合醫書類 > 校注醫醇賸義 > 卷二 > 關格

8.綜合醫書類 > 醫學指歸 > 卷下 > 三焦經第十 > 本草臟腑虛實標本用藥式

8.綜合醫書類 > 三因極一病證方論 > 卷之八 > 心主三焦經虛實寒熱證治 > 潤焦湯

8.綜合醫書類 > 醫述 > 卷三·傷寒提鉤 > 傷寒

8.綜合醫書類 > 醫述 > 卷四·傷寒析疑 > 傳誤

8.綜合醫書類 > 醫述 > 卷六·雜證匯參 > 類中

8.綜合醫書類 > 醫述 > 卷七·雜證匯參 > 關格

8.綜合醫書類 > 醫述 > 卷十·雜證匯參 > 痰

8.綜合醫書類 > 類證治裁 > 卷之三 > 嘔吐論治 > 集諸名家嘔吐噦治法

8.綜合醫書類 > 雜病源流犀燭 > 卷四 > 嘔吐噦源流

8.綜合醫書類 > 雜病源流犀燭 > 卷八 > 虛損癆瘵源流

8.綜合醫書類 > 祕傳證治要訣及類方 > 卷之六·諸嗽門 > 嘔吐

8.綜合醫書類 > 醫學衷中參西錄 > 一、醫方 > （二十九）治女科方 > 10·安胃飲

8.綜合醫書類 > 醫學入門 > 內集·卷二 > 本草分類 > 治燥門

8.綜合醫書類 > 醫學入門 > 內集·卷二 > 本草分類 > 治寒門

8.綜合醫書類 > 醫學入門 > 外集·卷四 > 雜病提綱 > 內傷 > 痰

8.綜合醫書類 > 醫學入門 > 外集·卷四 > 雜病提綱 > 內傷 > 諸虛

9.臨證各科類 ＞9.1 內科 ＞9.11 內科通論 ＞ 雜病廣要 ＞ 內因類 ＞ 脹滿

9.臨證各科類 ＞9.1 內科 ＞9.11 內科通論 ＞ 雜病廣要 ＞ 諸氣病

9.臨證各科類 ＞9.1 內科 ＞9.11 內科通論 ＞ 雜病廣要 ＞ 臟腑類 ＞ 關格

9.臨證各科類 ＞9.1 內科 ＞9.11 內科通論 ＞ 雜病廣要 ＞ 臟腑類 ＞ 嘔吐

9.臨證各科類 ＞9.1 內科 ＞9.11 內科通論 ＞ 雜病廣要 ＞ 臟腑類 ＞ 大便不通

9.臨證各科類 ＞9.1 內科 ＞9.11 內科通論 ＞ 雜病廣要 ＞ 身體類 ＞ 厥

9.臨證各科類 ＞9.1 內科 ＞9.11 內科通論 ＞ 證治準繩·雜病 ＞ 第三冊 ＞ 諸嘔逆門 ＞ 嘔吐

9.臨證各科類 ＞9.1 內科 ＞9.11 內科通論 ＞ 證治準繩·雜病 ＞ 第三冊 ＞ 諸嘔逆門 ＞ 關格

9.臨證各科類 ＞9.1 內科 ＞9.11 內科通論 ＞ 醫略十三篇 ＞ 卷十三 ＞ 關格考（附刻）

9.臨證各科類 ＞9.1 內科 ＞9.11 內科通論 ＞ 病機沙篆 ＞ 捲上 ＞ 一、中風

9.臨證各科類 ＞ 9.1 內科 ＞ 9.11 內科通論 ＞ 濟陽綱目 ＞ 卷一·上 ＞ 中風 ＞ 論中氣似風

9.臨證各科類 ＞9.1 內科 ＞9.11 內科通論 ＞ 濟陽綱目 ＞ 卷十八 ＞ 嘔吐 ＞ 論嘔吐有寒熱痰食血氣不同

9.臨證各科類 ＞9.1 內科 ＞9.11 內科通論 ＞ 濟陽綱目 ＞ 卷二十一 ＞ 關格 ＞ 辨關格病因與陰陽隔絕之病不同

9.臨證各科類 ＞9.1 內科 ＞9.11 內科通論 ＞ 濟陽綱目 ＞ 卷二十一 ＞ 關格 ＞ 治方

9.臨證各科類 ＞9.1 內科 ＞9.11 內科通論 ＞ 濟陽綱目 ＞ 卷二十四 ＞ 痰飲 ＞ 論

「關格」相關名詞查詢資料

9.臨證各科類 ＞9.1 內科 ＞9.11 內科通論 ＞ 濟陽綱目 ＞ 卷六十四 ＞ 虛損 ＞ 論

9.臨證各科類 ＞ 9.1 內科 ＞ 9.12 內科專論 ＞ 風勞臌膈四大證治 ＞ 雜病 ＞ 關格

9.臨證各科類 ＞9.1 內科 ＞9.12 內科專論 ＞ 痰火點雪 ＞ 卷三 ＞ 臟腑虛實標本用藥式 ＞ 精脫固之

9.臨證各科類 ＞ 9.1 內科 ＞ 9.12 內科專論 ＞ 證治準繩·傷寒 ＞ 卷三 ＞ 陽明病 ＞ 自汗

9.臨證各科類 ＞ 9.1 內科 ＞ 9.12 內科專論 ＞ 證治準繩·傷寒 ＞ 卷八 ＞ 脈法

9.臨證各科類 ＞ 9.3 兒科 ＞ 9.31 兒科通論 ＞ 幼科證治準繩 ＞ 集之二·肝臟部 ＞ 驚 ＞ 慢驚

9.臨證各科類 ＞ 9.3 兒科 ＞ 9.31 兒科通論 ＞ 陳氏幼科祕訣 ＞ 驚風

9.臨證各科類 ＞ 9.3 兒科 ＞ 9.31 兒科通論 ＞ 證治準繩·幼科 ＞ 集之二·肝臟部 ＞ 驚 ＞ 慢驚

9.臨證各科類 ＞ 9.3 兒科 ＞ 9.31 兒科通論 ＞ 金匱啓鑰（幼科） ＞ 卷三 ＞ 癎證論

9.臨證各科類 ＞9.4 外傷科 ＞9.41 外科通論 ＞ 瘍醫大全 ＞ 卷二 ＞ 論定死脈形候歌

10.養生食療外治類 ＞ 10.3 藥膳食療 ＞ 調疾飲食辯 ＞ 調疾飲食辯 卷四 ＞ 郁李

11.醫論醫案類 ＞11.1 醫案 ＞ 青霞醫案 ＞ 正文

11.醫論醫案類 ＞ 11.2 醫論醫話 ＞ 友漁齋醫話 ＞ 第六種 ＞ 藥籠小品一卷

11.醫論醫案類 ＞11.2 醫論醫話 ＞ 侶山堂類辯 ＞ 卷下 ＞ 血余

12.其他類 > 12.1 醫史傳記 > 古今名醫匯粹 > 卷二 > 諸家脈論附 > 王中陽痰脈論

12.其他類 > 12.1 醫史傳記 > 古今名醫匯粹 > 卷三 > 病能集一（雜證九門） > 痰飲門

12.其他類 > 12.1 醫史傳記 > 古今名醫匯粹 > 卷四 > 病能集二（雜證十一門） > 關格證

二十九、 關格之病

1.醫經類 > 1.1 內經 > 1.11 註釋 > 黃帝內經太素 > 卷第二（卷末缺）‧攝生之二 > 順養

1.醫經類 > 1.1 內經 > 1.12 類編摘編 > 靈素節注類編 > 卷四下 > 經解 > 格陽關陰脈

1.醫經類 > 1.4 難經 > 1.41 註釋 > 難經正義 > 卷一 > 三難

1.醫經類 > 1.4 難經 > 1.41 註釋 > 難經疏證 > 黃帝八十一難經疏證捲上

2.診法類 > 2.2 脈診 > 辨脈平脈章句 > 卷下平脈法篇第二 > 第十九章

3.本草類 > 3.1 綜合本草 > 3.12 宋元本草 > 證類本草 > 卷第一 > 新添本草衍義序 > 序例下

3.本草類 > 3.1 綜合本草 > 3.12 宋元本草 > 本草衍義 > 卷三 > 序　例下

3.本草類 > 3.1 綜合本草 > 3.13 明代本草 > 神農本草經疏 > 卷一 > 《續序例》上 > 論七方本義

3.本草類 > 3.1 綜合本草 > 3.13 明代本草 > 本草綱目 > > 序例　上 > 《神農本經》名例

8.綜合醫書類 > 張氏醫通 > 卷八 > 七竅門上 > 暴盲

8.綜合醫書類 > 醫述 > 卷七·雜證匯參 > 關格

8.綜合醫書類 > 醫述 > 卷十六·方藥備考 > 方論

8.綜合醫書類 > 馮氏錦囊祕錄 > 雜症大小合參卷二十 > 錦囊治療方論

8.綜合醫書類 > 醫學綱目 > 卷之二十二·脾胃部 > 嘔吐膈氣總論 > 關格

8.綜合醫書類 > 蘭台軌範 > 卷五 > 噎膈嘔吐（附：關格）>《傷寒論》

8.綜合醫書類 > 赤水玄珠 > 第十五卷 > 祕結門 > 大小便不通

8.綜合醫書類 > 外台祕要 > 卷第二十七 > 大便失禁並關格大小便不通方二十二首

8.綜合醫書類 > 醫學研悅 > 小兒研悅方卷之九 > 嘔吐

9.臨證各科類 > 9.1 內科 > 9.11 內科通論 > 雜病廣要 > 臟腑類 > 關格

9.臨證各科類 > 9.1 內科 > 9.11 內科通論 > 雜病廣要 > 臟腑類 > 嘔吐

9.臨證各科類 > 9.1 內科 > 9.11 內科通論 > 證治準繩·雜病 > 第三冊 > 諸嘔逆門 > 關格

9.臨證各科類 > 9.1 內科 > 9.11 內科通論 > 證治準繩·雜病 > 第七冊 > 七竅門上 > 目 > 暴盲

9.臨證各科類 > 9.1 內科 > 9.11 內科通論 > 濟陽綱目 > 卷二十一 > 關格 > 辨關格病因與陰陽隔絕之病不同

9.臨證各科類 > 9.1 內科 > 9.11 內科通論 > 濟陽綱目 > 卷二十一 > 關格 > 治驗

9.臨證各科類 > 9.1 內科 > 9.12 內科專論 > 風勞臌膈四大證治 > 雜病 > 關格

9.臨證各科類 > 9.1 內科 > 9.12 內科專論 > 陰證略例 > 岐伯陰陽脈例

「關格」相關名詞查詢資料

三十、 陰陽關格

「關格」相關名詞查詢資料

8.綜合醫書類 ＞ 醫學綱目 ＞ 卷之二十一·脾胃門 ＞ 內傷飲食 ＞ 百病皆生於痰

8.綜合醫書類 ＞ 羅氏會約醫鏡 ＞ 卷之一·脈法 ＞ 十、脈須辨真

8.綜合醫書類 ＞ 濟世全書 ＞ 坎集　卷二 ＞ 痰飲

8.綜合醫書類 ＞ 濟世全書 ＞ 艮集　卷三 ＞ 小便閉（附轉胞）

8.綜合醫書類 ＞ 赤水玄珠 ＞ 第十五卷 ＞ 小便不通門 ＞ 雜方

9.臨證各科類 ＞9.1 內科 ＞9.11 內科通論 ＞ 濟陽綱目 ＞ 卷二十四 ＞ 痰飲 ＞ 治熱痰方

9.臨證各科類 ＞9.1 內科 ＞9.11 內科通論 ＞ 濟陽綱目 ＞ 卷九十二 ＞ 小便不通 ＞ 治小便不通雜方

9.臨證各科類 ＞9.5 五官科 ＞9.51 眼科 ＞ 審視瑤函 ＞ 卷　五 ＞ 運氣原證 ＞ 內　障 ＞ 暴　盲　症

10.養生食療外治類 ＞ 10.4 外治法 ＞ 理瀹駢文 ＞ 續增略言

11.醫論醫案類 ＞11.1 醫案 ＞ 醫驗大成 ＞ 臌脹章

11.醫論醫案類 ＞ 11.2 醫論醫話 ＞ 醫說 ＞ 卷　三 ＞ 診法 ＞ 龐安常脈法

12.其他類 ＞ 12.1 醫史傳記 ＞ 古今名醫匯粹 ＞ 卷二 ＞ 諸家脈論附 ＞ 張景岳脈神章 ＞ 審真偽

12.其他類 ＞12.3 目錄辭典 ＞ 中國醫籍考 ＞ 卷十八 ＞ 診法（二）

三十一、　關格陰陽

4.方書類 ＞4.1 綜合方書 ＞4.12 宋元方書 ＞ 仁齋直指方論（附補遺） ＞ 卷之十三 ＞ 霍亂吐瀉 ＞ 吐瀉方論

4.方書類 ＞ 4.1 綜合方書 ＞ 4.13 明代方書 ＞ 普濟方 ＞ 卷一百三十九 ＞

傷　寒　門 ＞ 傷寒霍亂（附論）

4.方書類 ＞ 4.1 綜合方書 ＞ 4.13 明代方書 ＞ 普濟方（卷 358 至卷 480）

　　＞ 卷三百九十五 ＞ 嬰孩吐瀉門 ＞ 干霍亂（附論）

4.方書類 ＞ 4.1 綜合方書

4.方書類 ＞ 4.1 綜合方書 ＞ 4.14 清代民國方書 ＞ 成方切用 ＞ 卷三下 ＞

　　湧吐門 ＞ 干霍亂吐方

4.方書類 ＞ 4.2 方論 ＞ 醫方集解 ＞ 湧吐之劑第三 ＞ 干霍亂吐方

4.方書類 ＞ 4.2 方論 ＞ 醫方簡義 ＞ 卷　　二 ＞ 霍　　亂

5.針灸推拿灸 ＞ 5.1 通論 ＞ 針灸逢源 ＞ 卷五 ＞ 證治參詳 ＞ 霍亂

6.傷寒金匱類 ＞ 6.1 傷寒論 ＞ 6.12 發揮 ＞ 傷寒捷訣 ＞ 霍亂

8.綜合醫書類 ＞ 證治匯補 ＞ 卷之六 ＞ 腹脅門 ＞ 霍亂

8.綜合醫書類 ＞ 丹溪心法 ＞ 卷二 ＞ 霍亂十二

8.綜合醫書類 ＞ 方症會要 ＞ 卷二 ＞ 霍亂

8.綜合醫書類 ＞ 明醫指掌 ＞ 卷五 ＞ 霍亂證三

8.綜合醫書類 ＞ 馮氏錦囊祕錄 ＞ 雜症大小合參卷五 ＞ 霍亂大小總論

　　合參（附噁心）

8.綜合醫書類 ＞ 醫學入門 ＞ 外集·卷三 ＞ (病機)外　　感 ＞ 傷寒 ＞ 傷

　　寒雜證

8.綜合醫書類 ＞ 赤水玄珠 ＞ 第十六卷 ＞ 霍亂門 ＞ 霍亂

11.醫論醫案類 ＞ 11.2 醫論醫話 ＞ 醫學原理 ＞ 卷之十 ＞ 霍亂門 ＞ 丹

　　溪治霍亂活套

三十二、　關格覆溢

1.醫經類 ＞ 1.4 難經 ＞ 1.41 註釋 ＞ 難經集注 ＞ 卷之一 ＞ 經脈診候第一

（凡二十四首） > 三難畫圖

1.醫經類 > 1.4 難經 > 1.41 註釋 > 難經正義 > 卷三 > 三十七難

1.醫經類 > 1.4 難經 > 1.41 註釋 > 難經本義 > 上卷

1.醫經類 > 1.4 難經 > 1.41 註釋 > 難經本義 > 下卷

1.醫經類 > 1.4 難經 > 1.41 註釋 > 難經疏證 > 黃帝八十一難經疏證捲上

1.醫經類 > 1.4 難經 > 1.41 註釋 > 難經疏證 > 黃帝八十一難經疏證卷下

2.診法類 > 2.2 脈診 > 脈學輯要 > 卷下 > 怪脈 > 釜沸

6.傷寒金匱類 > 6.2 金匱要略 > 6.21 註釋 > 金匱要略廣注 > 卷中 > 水氣病脈證治第十四

8.綜合醫書類 > 萬病回春 > 卷之一 > 萬金一統述

8.綜合醫書類 > 醫經小學 > 卷之二 > 脈訣第二 > 診脈入式

8.綜合醫書類 > 醫經小學 > 卷之二 > 脈訣第二 > 診脈入式 > 歌日

9.臨證各科類 > 9.1 內科 > 9.11 內科通論 > 醫略十三篇 > 卷十三 > 人迎辨（附刻）

三十三、　關則不便。格則吐逆

1.醫經類 > 1.1 內經 > 1.12 類編摘編 > 類經 > 六卷 > 脈色類 > 二十二、關格

9.臨證各科類 > 9.1 內科 > 9.11 內科通論 > 證治準繩·雜病 > 第三冊 > 諸嘔逆門 > 關格

9.臨證各科類 > 9.1 內科 > 9.11 內科通論 > 濟陽綱目 > 卷二十一 > 關格 > 論關格本於陰陽不升降

9.臨證各科類 > 9.1 內科 > 9.12 內科專論 > 風勞臌膈四大證治 > 雜病 > 關格

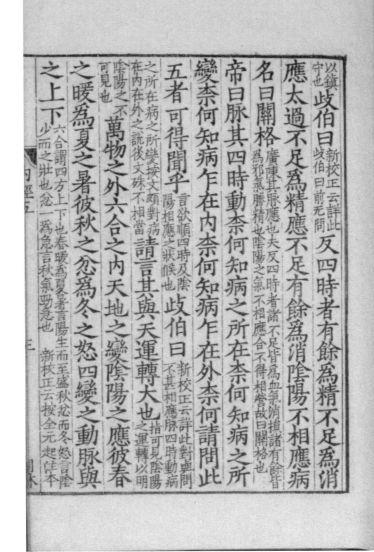

以鎮守也 歧伯曰 新校正云詳此歧伯曰前无問 反四時者有餘為精不足為消

應太過不足為精應不足有餘為消陰陽不相應病

名曰關格 廣陳其脉應也夫反四時者諸不足皆為血氣消損諸有餘皆為邪氣勝精也陰陽之氣不相應合不得相營故曰關格也

帝曰脉其四時動奈何知病之所在奈何知病之所

變奈何知病乍在內奈何知病乍在外奈何請問此 言欲順四時及陰陽相應之狀候也 歧伯曰 新校正云詳此對與問不甚相應脉四時動病

五者可得聞乎 請言其與天運轉大也 指可見陰陽之運轉以明

之所在病之所變文頗對病在內在外之說後文殊不相當 陰陽之不相應可見也

萬物之外六合之內天地之變陰陽之應彼春 六合謂四方上下也春暖為夏暑者言陽生而至盛秋忿而冬怒言陰 新校正云按全元起注本

之暖為夏之暑彼秋之忿為冬之怒四變之動脉與 少而之壯也忿一為急言秋氣勁急也

之上下

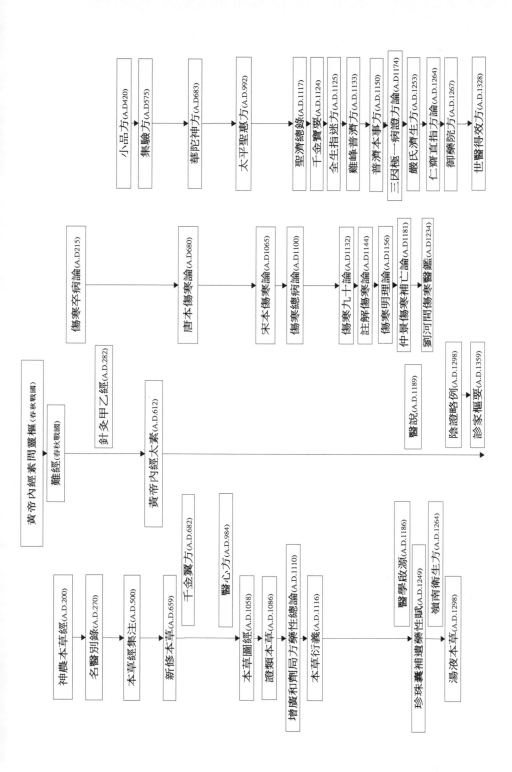

圖一、宋元前載有「關格」之古籍分類圖

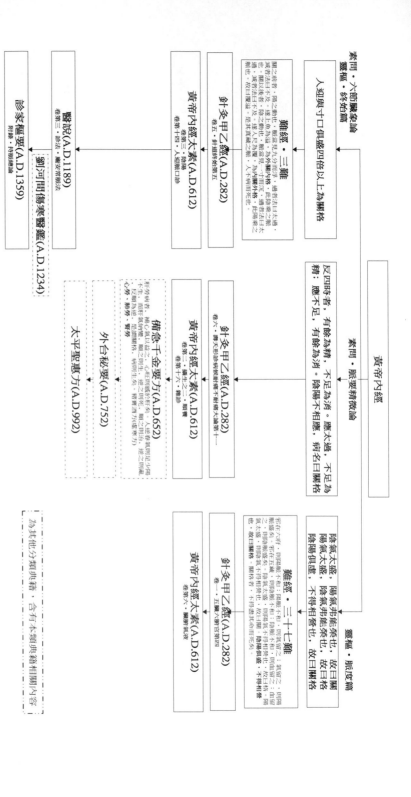

圖二、宋元前載有「關格」之醫經類典籍圖

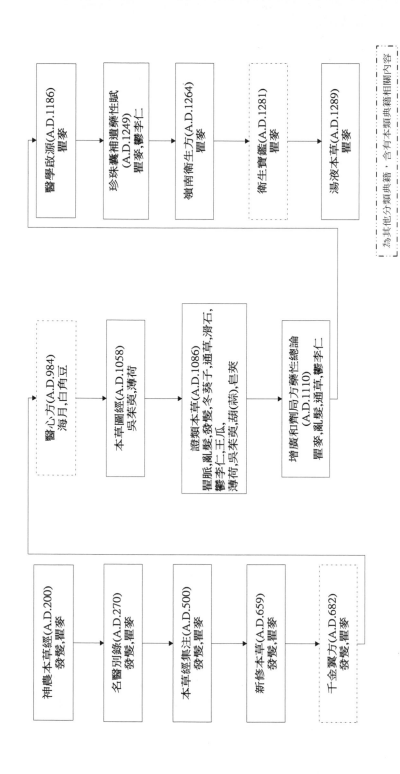

圖三、宋元前載有『關格』之本草類典籍圖

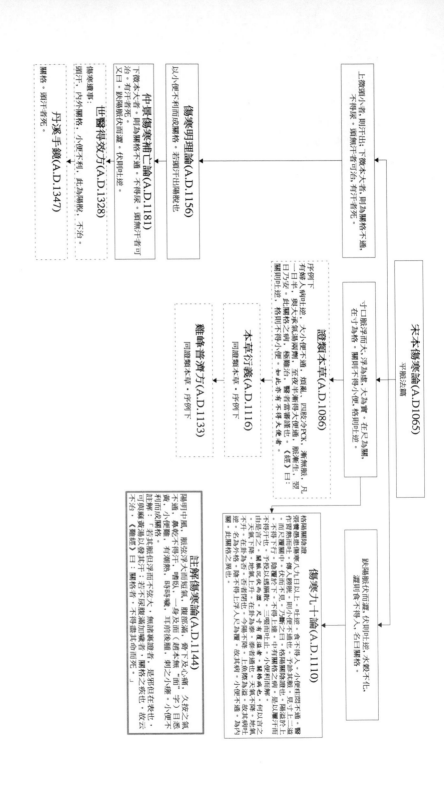

圖四、宋元前載有「關格」之傷寒類典籍圖

「關格」相關名詞查詢資料

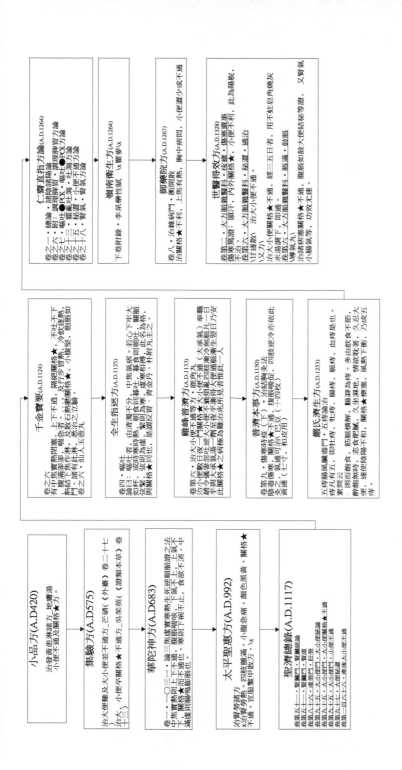

圖五、宋元前載有「關格」之方書類典籍圖

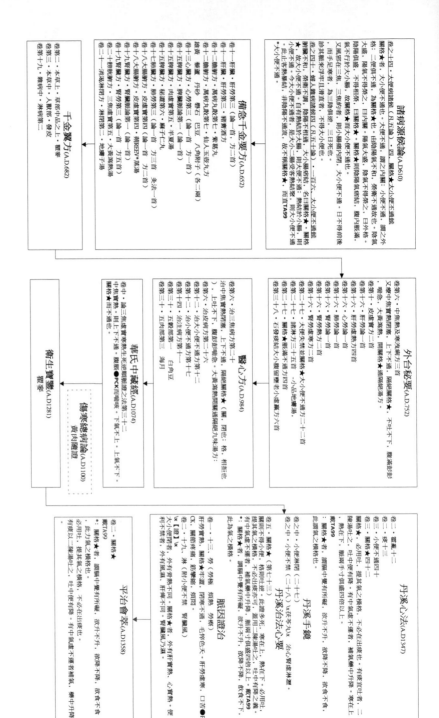

圖六、宋元前載有『關格』之綜合醫書類典籍圖

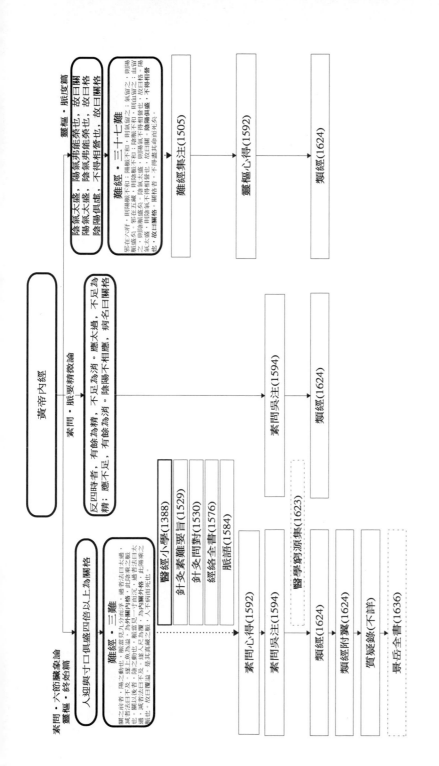

圖七、明代載有『關格』之醫經類典籍圖

「關格」一詞名義源流考

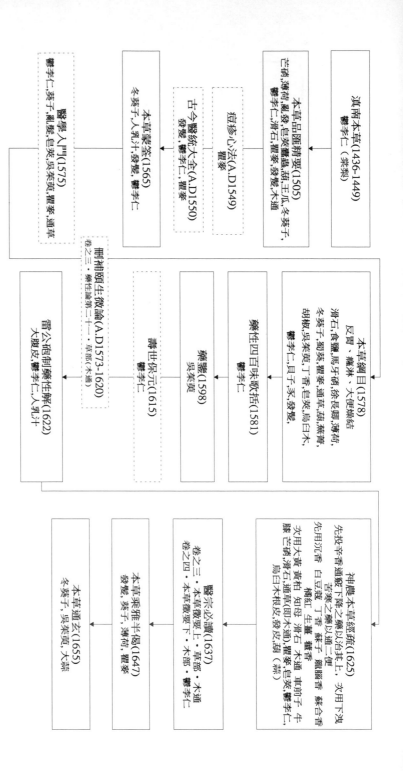

圖八、明代載有「關格」之本草類典籍圖

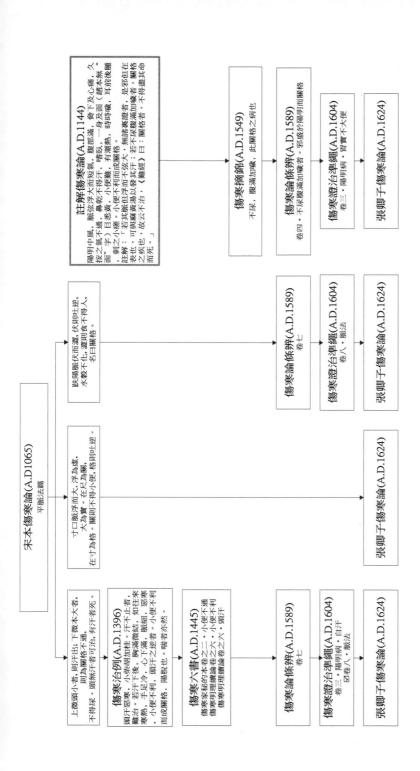

圖九、明代載有『關格』之傷寒類典籍圖

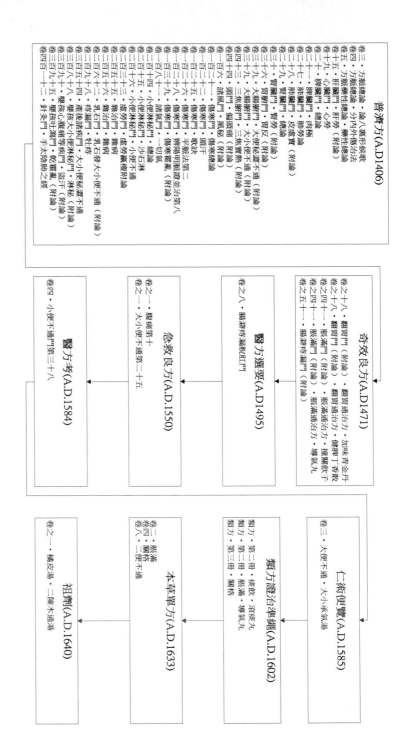

圖十一、明代載有「關格」之方書類典籍圖

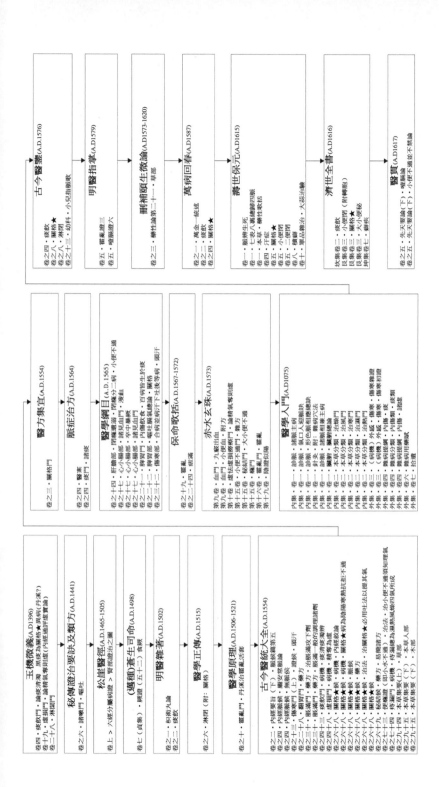

圖十一、明代載有『關格』之綜合醫書類典籍圖之一

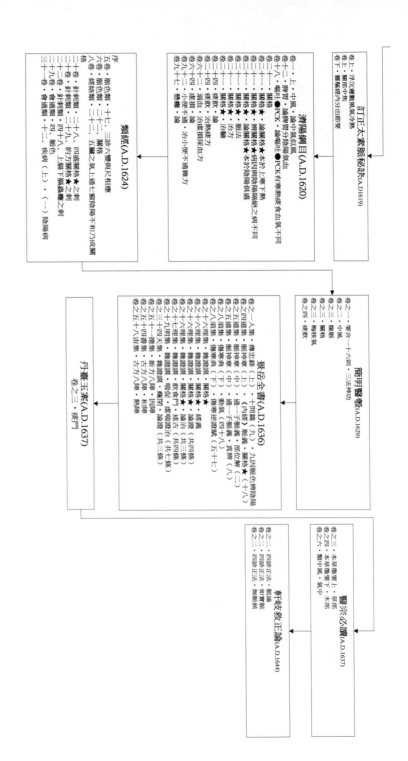

圖十三、明代載有「關格」之綜合醫書類典籍圖之二

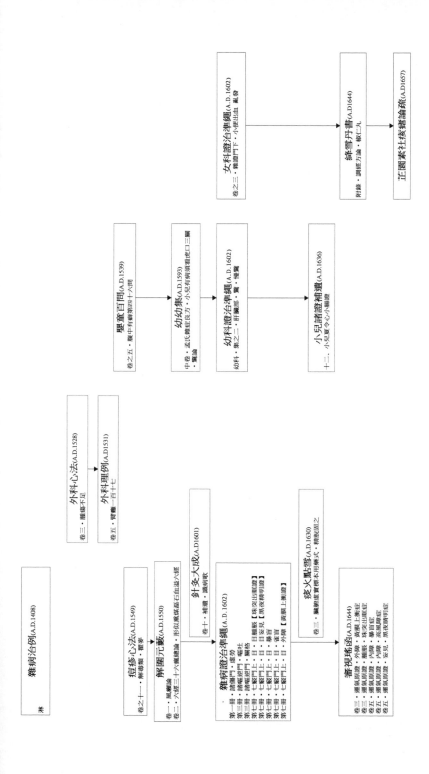

圖十三、明代載有『關格』之臨床各科醫書類典籍圖

參考文獻（Selected Referrence）

（一）傳統典籍（包括輯佚、點校、譯注、影印醫籍）

- 〔宋〕張杲：《醫說》（文淵閣四庫全書電子版，上海人民出版社，2005）。
- 龍伯堅、龍式昭：《黃帝內經集解》（天津：天津科學技術出版社，2004）。
- 李玉清、齊冬梅：《滑壽醫學全書》（北京：中國中醫藥出版社，2006）。
- 黃龍祥：《黃帝針灸甲乙經》（北京：中國醫藥科技出版社，1990）。
- 錢超塵、李雲：《黃帝內經太素新校正》（北京：學苑出版社，2006）。
- 王利器：《顏氏家訓集解》（上海：上海古籍出版社，1980）。
- 尚志鈞：《神農本草經校注》（北京：學苑出版社，2008）。
- 尚志鈞：《名醫別錄（輯校本）》（北京：人民衛生出版社，1986）。
- 尚志鈞：《本草經集注（輯校本）》（北京：人民衛生出版社，1994）。
- 尚志鈞：《唐·新修本草（輯復本）》（安徽：安徽科學技術出版社，1981）。
- 〔唐〕孫思邈：《千金翼方》（北京：人民衛生出版社，1994，清翻刻元大德梅溪書院本）。
- 高文柱：《醫心方》（北京：華夏出版社，2011）。
- 尚志鈞：《本草圖經》（安徽：安徽科學技術出版社，1994）。

- 〔宋〕唐慎微：《證類本草》（上海：上海古籍出版社，1991）。
- 佚名：《珍本醫籍叢刊：增廣和劑局方藥性總論》（北京：中醫古籍出版社，2004）。
- 〔元〕李東垣：《珍珠囊補遺藥性賦》（上海：上海科學技術出版社，1986）。
- 〔金〕張元素著 任應秋點校：《醫學啓源》（北京：人民衛生出版社，1978）。
- 〔元〕釋繼洪：《嶺南衛生方》（北京：中醫古籍出版社，1983）。
- 〔元〕羅天益：《衛生寶鑒》（北京：人民衛生出版社，1987）。
- 〔元〕王好古：《湯液本草重刊》（台中：華夏文獻資料出版社，1987）。
- 李順保：《傷寒論版本大全》（北京：學苑出版社，2000）。
- 劉景超、李具双：《許叔微醫學全書》（北京：中國中醫藥出版社，2006）。
- 曹炳章編：《中國醫學大成（四十八）：重刊本草衍義 》（上海：上海科學技術出版社，1990）。
- 〔宋〕張銳：《雞峰普濟方》（上海：上海科學技術出版社，1987）。
- 張國駿：《成無己醫學全書》（北京：中國中醫藥出版社，2006）。
- 尚志鈞：《補輯肘後方》（安徽: 安徽科學技術出版社，1983）。
- 湯萬春：《小品方輯錄箋注》（安徽: 安徽科學技術出版社，1990）。
- 〔唐〕孫思邈：《備急千金要方》（北京：人民衛生出版社，1995，江戶醫學影北宋本）。
- 張登本：《王燾醫學全書》（北京：中國中醫藥出版社，2006），頁674-675。
- 〔宋〕王懷隱等：《太平聖惠方》（台北：新文豐出版公司，1995，烏絲蘭鈔本）。
- 〔宋〕郭思：《千金寶要》（北京：人民衛生出版社，1986）。
- 〔宋〕王貺：《全生指迷方》（文淵閣四庫全書電子版，上海人民出版社，2005）。
- 〔宋〕許淑微：《普濟本事方》（台北：新文豐出版公司，1987，日本享保（二十一年）刊本）。
- 〔宋〕陳言：《三因及一病證方論》（文淵閣四庫全書電子版，上海人民出版社，2005），卷8，頁208。

- 〔宋〕嚴用和：《重輯嚴氏濟生方》（北京：中國中醫藥出版社，2007）。
- 〔宋〕王懷隱：《太平聖惠方》（台北：日信出版社，1980）。
- 〔宋〕楊士瀛：《新刊仁齋直指附遺方論》（台北：新文豐出版公司，1995，明嘉靖庚戌（二十九年）新安朱刊本）。
- 〔元〕許國楨：《御藥院方》（北京：中醫古籍出版社，1983，日本寬政戊午活字本影印）。
- 〔元〕危亦林：《世醫得效方》（北京：中醫中醫藥出版社，1996）。
- 丁光迪：《諸病源候論校注》（北京：人民衛生出版社，2013）。
- 〔元〕王好古：《陰證略例》（北京：中醫中醫藥出版社，2008）。
- 張登本、孫理軍：《王冰醫學全書》（北京：中國中醫藥出版社，2006）。
- 田思勝：《朱丹溪醫學全書》（北京：中國中醫藥出版社，2006）。
- 姜典華：《劉純醫學全書》（北京：中國中醫藥出版社，1999）。
- 曹炳章編：《中國醫學大成（三十四）：針灸素難要旨 》（上海：上海科學技術出版社，1990）。
- 高爾鑫：《汪石山醫學全書》（北京：中國中醫藥出版社，1999）。
- 〔明〕王惟一：《難經集註》（台北：昭人出版社，1977）。
- 郭君雙：《吳崑醫學全書》（北京：中國中醫藥出版社，1999）。
- 陳拯：《王肯堂醫學全書》（北京：中國中醫藥出版社，1999）。
- 李志庸：《張景岳醫學全書》（北京：中國中醫藥出版社，1999）。
- 〔明〕蘭茂：《滇南本草》（昆明：雲南人民出版社，1978）。
- 〔明〕劉文泰：《禦製本草品彙精要》（苗栗寶樹銀同，謝文全，1999，弘治原本影縮版）。
- 曹炳章編：《中國醫學大成續集（五）：本草蒙筌 》（上海：上海科學技術出版社，2000）。
- 〔明〕李時珍：《本草綱目 》（台南：利大出版社，1981）。
- 李世華、王育學：《龔廷賢醫學全書》（北京：中國中醫藥出版社，1999）。
- 〔明〕杜文燮：《藥鑒》（上海：上海人民出版社，1975）。
- 包來發：《李中梓醫學全書》（北京：中國中醫藥出版社，1999）。
- 任春榮：《繆希雍醫學全書》（北京：中國中醫藥出版社，2007）。
- 〔明〕盧之頤：《本草乘雅半偈》（四庫醫學叢書：北京：上海古籍

參考文獻（Selected Referrence）

出版社，1991）。

- 傅沛藩、姚昌綬、王曉萍：《萬密齋醫學全書》（北京：中國中醫藥出版社，1999）。
- 〔明〕徐春甫：《古今醫統大全》（台北：新文豐出版，1978）。
- 〔明〕李梴：《醫學入門》（天津：天津科學技術出版社，1999）。
- 周喜民：《金元四大家醫學全書》（天津：天津科學技術出版社，1994）。
- 鄭洪新：《張元素醫學全書》（北京：中國中醫藥出版社，2006）。
- 傅沛藩、姚昌綬、王曉萍：《萬密齋醫學全書》（北京：中國中醫藥出版社，1999）。
- 〔明〕方有執：《傷寒論條辨》（北京：人民衛生出版社，1957）。
- 陸拯：《王肯堂醫學全書》（北京：中國中醫藥出版社，1999）。
- 曹炳章編：《中國醫學大成（六）：張卿子傷寒論》（上海：上海科學技術出版社，1990）。
- 〔明〕朱橚、滕碩、劉醇：《普濟方》（文淵閣四庫全書電子版，上海人民出版社，2005）。
- 〔明〕方賢：《奇效良方》（香港：商務印書館，1971）。
- 〔明〕周文采：《醫方選要》（北京：中國中醫藥出版社，1993）。
- 郭君雙：《吳崑醫學全書‧醫方考》（北京：中國中醫藥出版社，1999）。
- 〔明〕張潔：《仁術便覽》（北京：人民衛生出版社，1985）。
- 〔明〕施沛：《祖劑》（北京：人民衛生出版社，1987）。
- 〔明〕李梴：《醫學入門》（天津：天津科學技術出版社，1999）。
- 〔明〕戴原禮：《秘傳證治要訣及類方》（北京：人民衛生出版社，1996）。
- 〔明〕程玠：《松崖醫徑》（安徽：安徽科學技術出版社，1995，新安醫籍叢刊‧雜著類）。
- 〔明〕程敬通：《邁種蒼生司命》（安徽：安徽科學技術出版社，1995，新安醫籍叢刊‧雜著類）。
- 〔明〕王綸：《明醫雜著》（北京：人民衛生出版社，2007）。
- 〔明〕虞摶：《醫學正傳》（北京：中醫古籍出版社，2002）。
- 〔明〕徐春甫：《古今醫統大全》（台北：新文豐出版社，1978）。
- 〔明〕丁鳳：《醫方集宜》（上海：上海科學技術出版社，1988）。

- 〔明〕吳正倫：《脈症治方》（北京：學苑出版社，1988）。
- 傅沛藩、姚昌綬、王曉萍：《萬密齋醫學全書‧保命歌括》（北京：中國中醫藥出版社，1999）。
- 〔明〕孫一奎：《赤水玄珠全集》（北京：人民衛生出版社，1986）。
- 〔明〕李梴：《醫學入門》（天津：天津科學技術出版社，1999）。
- 〔明〕龔信：《古今醫鑒》（北京：中國中醫藥出版社，1997）。
- 〔明〕皇甫中：《明醫指掌》（北京：人民衛生出版社，1982）。
- 〔明〕趙獻可：《醫貫》（北京：人民衛生出版社，1959）
- 蘇禮：《武之望醫學全書》（北京：中國中醫藥出版社，1999）。
- 〔明〕孫文胤：《丹臺玉案》（上海：上海科學技術出版社，1984）。
- 〔明〕蕭京：《軒岐救正論 》（台北：啟業書局有限公司，1985）。
- 曹炳章編：《中國醫學大成（十）：重訂太素脈秘訣 》（上海：上海科學技術出版社，1990）。
- 盛維忠：《薛立齋醫學全書》（北京：中國中醫藥出版社，1999）。
- 〔明〕魯伯嗣：《嬰童百問》（中醫古籍善本叢刊：上海：上海書店出版社，1985）。
- 〔明〕張昶：《小兒諸證補遺》（中醫古籍珍稀抄本精選：上海：上海科學技術出版社，2004），頁16。
- 曹炳章編：《中國醫學大成續集（三十二）：解圍元藪》（上海：上海科學技術出版社，2000）。
- 曹炳章編：《中國醫學大成（十九）：痰火點雪 》（上海：上海科學技術出版社，1990）。
- 〔明〕趙貞觀：《絳雪丹書》（北京：人民軍醫出版社，2010）。
- 〔明〕盧之頤：《痎瘧論疏》（四庫醫學叢書：北京：上海古籍出版社，1991）。
- 曹炳章編：《中國醫學大成續集（四十一）：針灸大成》（上海：上海科學技術出版社，2000）。
- 中醫編輯學會：《經方實驗錄》（台北：文光圖書，1980）。
- 〔日〕湯本求眞：《皇漢醫學：素問經注節解》（北京：人民衛生出版社，1956）。
- 張田仁主編：《張志聰醫學全書》（北京：中國中醫藥出版社，1999）。
- 裘慶元：《珍本醫書集成（一）：內經博議》（北京：中國中醫藥出

版社，1999）。

- 項長生：《汪昂醫學全書：素問靈樞類纂約注》（北京：中國中醫藥出版社，1999）。
- 〔清〕高士宗：《黃帝素問直解》（北京：科學技術文獻出版社，1998）。
- 劉洋：《徐靈胎醫學全書》（北京：中國中醫藥出版社，1999）。
- 〔清〕丁錦：《古本難經闡註》（新北：晶冠出版，2014）。
- 孫洽熙：《黃元御醫學全書：四聖心源》（北京：中國中醫藥出版，1996）。
- 〔清〕薛雪：《醫經原旨》（上海：上海中醫學院出版社，1992）。
- 孫洽熙：《黃元御醫學全書：素靈微蘊》（北京：中國中醫藥出版，1996）。
- 孫洽熙主校：《黃元御醫學全書：難經懸解》（北京：中國中醫藥出版，1996）。
- 孫洽熙主校：《黃元御醫學全書：靈樞懸解》（北京：中國中醫藥出版，1996）。
- 〔日〕滕萬卿：《難經古義》（香港：醫林書局，1930），卷上，頁20。
- 〔日〕湯本求眞：《皇漢醫學：素問識》（北京：人民衛生出版社，1956）。
- 〔日〕湯本求眞：《皇漢醫學：難經疏證》（北京：人民衛生出版社，1956）。
- 曹炳章：《中國醫學大成（三）：靈樞識》（上海：上海科學技術出版社，1990）。
- 〔日〕湯本求眞：《皇漢醫學：素問紹識》（北京：人民衛生出版社，1956）。
- 〔清〕葉霖：《難經正義》（上海：上海科學技術出版社，1981）。
- 鄭洪新：《周學海醫學全書》
- 曹炳章：《中國醫學大成續集（九）：脈訣匯辨》（上海：上海科學技術出版社，2000）。
- 柳長華：《陳士鐸醫學全書》（北京：中國中醫藥出版社，1999）。
- 張民慶：《張璐醫學全書》（北京：中國中醫藥出版社，1999）。
- 〔清〕王賢：《脈貫》（北京：中國中醫藥出版社，2004）。

- 曹炳章編：《中國醫學大成續集（十）：四診抉微》（上海：上海科學技術出版社，2000）。
- 〔清〕黃宮繡：《脈理求眞》（北京：人民衛生出版社，1959）。
- 田思勝主編：《沈金鰲醫學全書：脈象統類》（北京：中國中醫藥出版社，1999）。
- 〔日〕湯本求眞：《皇漢醫學：脈學輯要》（北京：人民衛生出版社，1956）。
- 裘慶元：《珍本醫書集成（一）：診脈三十二辨》（北京：中國中醫藥出版社，1999）。
- 項長生：《汪昂醫學全書》（北京：中國中醫藥出版社，1999）。
- 〔清〕閔鉞：《本草詳節》（北京：中國中醫藥出版社，2015）。
- 〔清〕陳士鐸：《本草新編》（北京：中國中醫藥出版社，2008）。
- 劉洋主編：《徐靈胎醫學全書：神農本草經百種錄》（北京：中國中醫藥出版社，1999）。
- 曹炳章：《中國醫學大成續集（八）：本草從新》（上海：上海科學技術出版社，2000）。
- 曹炳章：《中國醫學大成續集（八）：得配本草》（上海：上海科學技術出版社，2000）。
- 曹炳章：《中國醫學大成續集（七）：本草綱目拾遺》（上海：上海科學技術出版社，2000）。
- 〔清〕黃宮繡：《本草求眞》（北京：中國中醫藥出版社，1997）。
- 田思勝：《沈金鰲醫學全書：要藥分劑》（北京：中國中醫藥出版社，1999）。
- 禹侯／陳修園原著：《神農本草經讀》（台北：志遠書局，2001）。
- 〔清〕汪訒庵：《本草易讀》（北京：人民衛生出版社，1987）。
- 張山雷：《本草正義》（太原：山西科學技術出版社，2013）。
- 〔清〕楊時泰：《本草述鉤元》（太原：山西科學技術出版社，2009）。
- 〔清〕姚瀾：《本草分經》（上海：上海科學技術出版社，1997）。
- 裘慶元：《珍本醫書集成（一）：神農本草經贊》（北京：中國中醫藥出版社，1999）。
- 盛增秀：《王孟英醫學全書：隨息居飲食譜》（北京：中國中醫藥出版社，1999）。

- 裘慶元：《珍本醫書集成（四）：藥症忌宜》（北京：中國中醫藥出版社，1999）。
- 裘慶元：《珍本醫書集成（一）：本草撮要》（北京：中國中醫藥出版社，1999）。
- 裘慶元：《珍本醫書集成（一）：本草思辨錄》（北京：中國中醫藥出版社，1999）。
- 曹炳章：《增訂偽藥條辨》（福州：福建科學技術出版社，2004）。
- 張田仁：《張志聰醫學全書》（北京：中國中醫藥出版社，1999）。
- 〔清〕李彣：《金匱要略廣注》（北京：中國中醫藥出版社，1998）。
- 溫長路主編/中華中醫藥學會編：《中醫必讀百部名著（金匱卷）：金匱玉函經二注》（北京：華夏出版社，2008）。
- 趙恩儉：《傷寒論研究》（天津：天津科學技術出版社，1987），頁17。
- 張民慶等主編：《張璐醫學全書：傷寒緒論》（北京：中國中醫藥出版社，1999）。
- 〔清〕李彣：《金匱要略廣注》（北京：中國中醫藥出版社，1998）。
- 段逸山：《中醫古籍珍稀抄本精選（一）：傷寒經解》（上海：上海科學技術出版社，2004）。
- 孫洽熙：《黃元御醫學全書：傷寒懸解》（北京：中國中醫藥出版，1996）。
- 紀立金：《中醫必讀百部名著：內科卷》（北京：華夏出版社，2008）。
- 田思勝主編：《沈金鰲醫學全書：傷寒論綱目》（北京：中國中醫藥出版社，1999）。
- 〔清〕楊璿：《傷寒瘟疫條辨》（台北：啓業書局有限公司，1987）。
- 〔日〕湯本求眞：《皇漢醫學：金匱玉函要略輯義》（北京：人民衛生出版社，1956）。
- 裘慶元：《珍本醫書集成（一）：傷寒尋源》（北京：中國中醫藥出版社，1999）。
- 盛增秀：《王孟英醫學全書：溫熱經緯》（北京：中國中醫藥出版社，1999）。
- 盛增秀：《王孟英醫學全書：隨息居重訂霍亂論》（北京：中國中醫

「關格」一詞名義源流考

藥出版社，1999）。

● 裘慶元：《珍本醫書集成（一）：傷寒捷訣》（北京：中國中醫藥出版社，1999），頁886。

● 〔清〕柳寶治：《溫熱逢源》（台中：中國醫藥學院中醫系，1990）。

● 〔清〕王蓮石：《傷寒論匯注精華》（福建科學技術出版社，2002）4。

● 〔日〕丹波元堅：《傷寒廣要》（台北：旋風出版社，1979）。

● 〔清〕王蓮石：《傷寒論匯注精華》（福建科學技術出版社，2002）。

● 續修四庫全書第九八九冊：《金匱玉函經二註》（上海：上海古籍出版社，2002）。

● 項長生：《汪昂醫學全書：醫方集解》（北京：中國中醫藥出版社，1999）。

● 黃英志：《葉天士醫學全書：種福堂公選醫案》（北京：中國中醫藥出版社，1999），。

● 曹炳章：《中國醫學大成續集（十六）：成方切用》（上海：上海科學技術出版社，2000）。

● 〔清〕喻嘉言選輯：《喻選古方試驗》（北京，中醫古籍出版社，1999）。

● 〔清〕鮑相璈著編輯：《驗方新編》（北京：人民衛生出版社，1997）。

● 〔清〕莫枚士：《經方例釋》（北京：中國中醫藥出版社，1996）。

● 裘慶元：《珍本醫書集成（三）：疑難急症簡方》（北京：中國中醫藥出版社，1999）。

● 〔清〕張秉成：《成方便讀》（台北：啟業書局，1981）。

● 段逸山：《中醫古籍珍稀抄本精選（四）：診驗醫方歌括》（上海：上海科學技術出版社，2004）。

● 黃英志：《葉天士醫學全書：種福堂公選醫案》。

● 〔清〕喻嘉言：《醫門法律》（台北：新文豐出版，1978）。

● 包來發：《李中梓醫學全書：病機沙篆》（北京：中國中醫藥出版社，1999）。

● 〔清〕羅美：《古今名醫匯粹》（北京：中醫古籍出版社，1999）。

● 柳長華：《陳士鐸醫學全書：石室秘錄》（北京：中國中醫藥出版社，1999），。

參考文獻（Selected Reference）

- 柳長華：《陳士鐸醫學全書：辨證奇聞》（北京：中國中醫藥出版社，1999）。
- 柳長華：《陳士鐸醫學全書：辨證錄》（北京：中國中醫藥出版社，1999）。
- 柳長華：《陳士鐸醫學全書：辨症玉函》（北京：中國中醫藥出版社，1999）。
- 〔清〕馮兆張：《馮氏錦囊秘錄》（台南：太冠出版社，1984）。
- 張民慶：《張璐醫學全書：張氏醫通》（北京：中國中醫藥出版社，1999）。
- 曹炳章：《中國醫學大成（四十六）：醫學心悟》（上海：上海科學技術出版社，1990）。
- 王子接：《明清中醫臨證小叢書：絳雪園古方選注》（北京：中國中醫藥出版社，2009）。
- 黃英志主編：《葉天士醫學全書：景嶽全書發揮》（北京：中國中醫藥出版社，1999）。
- 〔清〕何夢瑤：《醫碥》（上海：上海科學技術出版社，1982）。
- 劉洋主編：《徐靈胎醫學全書：蘭臺軌範》（北京：中國中醫藥出版社，1999）。
- 攝都管周桂：《針灸學綱要》（香港：國光書局，1975）。
- 段逸山：《中醫古籍珍稀抄本精選（二）：一見能醫》（上海：上海科學技術出版社，2004）。
- 田思勝主編：《沈金鰲醫學全書：雜病源流犀燭》（北京：中國中醫藥出版社，1999）。
- 〔清〕羅國綱：《羅氏會約醫鏡》（北京：中國中醫藥出版社，2015）。
- 裘慶元：《珍本醫書集成（四）：醫醫偶錄》（北京：中國中醫藥出版社，1999）。
- 裘慶元：《珍本醫書集成（二）：古今醫徹》（北京：中國中醫藥出版社，1999）。
- 〔清〕程杏軒：《醫述》（安徽：安徽科學技術出版社，1983）。
- 〔清〕郭誠勛：《證治針經》（北京：中國中醫藥出版社，1996）。
- 〔清〕江筆花：《筆花醫鏡》（山西：山西科學技術出版社，1994）。
- 〔清〕江涵暾：《奉時旨要》（北京：中國中醫藥出版社，1996）。

- 〔清〕林珮琴：《類證治裁》（台北：宏業書局有限公司，1985）。
- 裘慶元：《珍本醫書集成（二）：醫略十三篇》（北京：中國中醫藥出版社，1999）。
- 〔清〕趙雙湖：《醫學指歸》（台中：昭人出版社，1979）。
- 〔清〕吳尚先：《理瀹駢文》（北京：中國中醫藥出版社，1997）。
- 〔清〕廖潤鴻：《針灸集成》（北京：中國書店，1986）。
- 段逸山：《中醫古籍珍稀抄本精選（五）：王樂亭指要》（上海：上海科學技術出版社，2004）。
- 裘慶元：《珍本醫書集成（三）：外治壽世方》（北京：中國中醫藥出版社，1999）。
- 〔清〕徐玉台：《醫學舉要》（台北：五州出版社，1984）。
- 曹炳章編：《中國醫學大成續集（三十三）：醫方簡義》（上海：上海科學技術出版社，2000）。
- 〔清〕何書田原本：《雜症總訣（一名醫學妙諦)》（何氏歷代醫學叢書之八）。
- 〔清〕張錫純：《醫學衷中參西錄》（河北：河北人出版社，1974）。
- 陳熠：《喻嘉言醫學全書》（北京：中國中醫藥出版社，1999）。
- 浙江中醫學院編：《醫宗金鑒雜病心法要訣白話解》（北京：人民衛生出版社）。
- 謝玉瓊：《麻科活人全書》（台北：新文豐出版股份有限公司，1976）。
- 〔清〕顧世澄：《瘍醫大全》（台北縣：旋風出版社，1973）。
- 田思勝主編：《沈金鰲醫學全書：幼科釋謎》（北京：中國中醫藥出版社，1999）。
- 曹炳章：《中國醫學大成續集（三十三）：目經大成》（上海：上海科學技術出版社，2000）。
- 〔日〕丹波元堅編：《雜病廣要》（北京：人民衛生出版社，1983）。
- 〔清〕姜天敘：《風勞臌膈四大證治》，（江蘇：江蘇人民出版社，1957）。
- 張田仁：《張志聰醫學全書；侶山堂類辯》（北京：中國中醫藥出版社，1999）。
- 劉洋：《徐靈胎醫學全書：醫貫砭》（北京：中國中醫藥出版社，1999）。

- 黃英志：《葉天士醫學全書：臨證指南醫案》（北京：中國中醫藥出版社，1999）。
- 黃英志：《葉天士醫學全書：未刻本葉氏醫案》（北京：中國中醫藥出版社，1999）。
- 沈洪瑞：《中國歷代名醫醫話大觀：葉選醫衡》（山西：山西科學技術出版社，1992）。
- 裘慶元：《珍本醫書集成（四）：掃葉莊醫案》（北京：中國中醫藥出版社，1999）。
- 〔清〕魏之琇：《續名醫類案》（上海：上海古籍出版社，1991）。
- 〔清〕俞震：《古今醫案按》（北京：中國中醫藥出版社，1998）。
- 朱曉鳴：《《奇症匯》釋疑》（上海：上海中醫藥大學出版社，1998）。
- 〔清〕齊秉慧：《齊氏醫案》（北京：中國中醫藥出版社，1997）。
- 盛增秀：《王孟英醫學全書：重慶堂隨筆》（北京：中國中醫藥出版社，1999）。
- 〔清〕唐笠山：《吳醫匯講》（上海：上海科學技術出版社，1983）。
- 沈洪瑞：《中國歷代名醫醫話大觀：友漁齋醫話》（山西：山西科學技術出版社，1992）。
- 段逸山：《中醫古籍珍稀抄本精選（十三）：王九峰醫案》（上海：上海科學技術出版社，2004）。
- 〔清〕王九峰：《王九峰醫案》（北京：中國中醫藥出版社，1994）。
- 段逸山：《中醫古籍珍稀抄本精選（十八）：葉天士曹仁伯何元長醫案》（上海：上海科學技術出版社，2004）。
- 葉天士、、薛生白、繆宜亭合著：《三家醫案合刻》（新北：五洲出版社，1965）。
- 黃英志主編：《葉天士醫學全書：葉氏醫案存真》（北京：中國中醫藥出版社，1999）。
- 盛增秀：《王孟英醫學全書：歸硯錄》（北京：中國中醫藥出版社，1999）。
- 盛增秀：《王孟英醫學全書：王氏醫案續編》（北京：中國中醫藥出版社，1999）。
- 〔清〕王孟英：《回春錄》（湖南：湖南科學技術出版社，1982）。
- 裘慶元：《珍本醫書集成（四）：花韻樓醫案》（北京：中國中醫藥出版社，1999）。

- 盛增秀：《王孟英醫學全書：古今醫案按選》（北京：中國中醫藥出版社，1999）。
- 〔清〕莫枚士：《研經言》（江蘇：江蘇科學技術出版社，1984）。
- 〔清〕石壽棠：《醫原》（江蘇：江蘇科學技術出版社，1983）。
- 裘慶元：《珍本醫書集成（四）：得心集醫案》（北京：中國中醫藥出版社，1999）。
- 段逸山：《中醫古籍珍稀抄本精選（十七）：沈菊人醫案》（上海：上海科學技術出版社，2004）。
- 裘慶元：《珍本醫書集成（四）：蟲子醫》（北京：中國中醫藥出版社，1999）。
- 裘慶元：《珍本醫書集成（四）：龍砂八家醫案》（北京：中國中醫藥出版社，1999）。
- 段逸山：《中醫古籍珍稀抄本精選（十五）：王應震要訣》（上海：上海科學技術出版社，2004）。
- 裘慶元：《珍本醫書集成（四）：青霞醫案》（北京：中國中醫藥出版社，1999）。
- 沈洪瑞編：《中國歷代名醫醫話大觀：冷廬醫話》（山西：山西科學技術出版社，1992）。
- 沈洪瑞：《中國歷代名醫醫話大觀：醫醫小草》（山西：山西科學技術出版社，1992），。
- 〔清〕邵蘭蓀：《邵蘭蓀醫案》（台中：文興出版，2007）。
- 段逸山：《中醫古籍珍稀抄本精選（十五）：旌孝堂醫案》（上海：上海科學技術出版社，2004）。
- 裘慶元：《珍本醫書集成（四）：也是山人醫案》（北京：中國中醫藥出版社，1999）。
- 段逸山：《中醫古籍珍稀抄本精選（十五）：江澤之醫案》（上海：上海科學技術出版社，2004）。
- 段逸山：《中醫古籍珍稀抄本精選（十）：孤鶴醫案》（上海：上海科學技術出版社，2004）。
- 段逸山：《中醫古籍珍稀抄本精選（十四）：陳蓮舫先生醫案》（上海：上海科學技術出版社，2004）。
- 段逸山：《中醫古籍珍稀抄本精選（十四）：退庵醫案》（上海：上海科學技術出版社，2004）。

- 黃英志主編：《葉天士醫學全書：葉天士醫案》（北京：中國中醫藥出版社，1999）。
- 段逸山：《中醫古籍珍稀抄本精選（十）：劍慧草堂醫案》（上海：上海科學技術出版社，2004）。

（二）近代書籍論著

- 陳邦賢：《中國醫學史》，（台北：台灣商務印書館股份有限公司，1981）。
- 林富士：《疾病的歷史》，（台北：聯經出版事業股份有限公司，2011）。
- 余巖：《古代疾病名候疏義》，（台北：自由出版社，1972）。
- 馬繼興：《中醫文獻學》，（上海：上海科學技術出版社，1990）。
- 張燦玾：《中醫古籍文獻學》（北京，人民衛生出版社，1998）。
- 張賢哲：《消渴典籍彙編》（台灣行政院衛生署中醫藥委員會 91 年度委託專業服務計畫：CCMP91-IP-1）。
- 何威德：《中醫藥典籍檢索系統光碟‧使用手冊》（台灣行政院衛生署中醫藥委員會，1999）。
- 李建民：《生命史學》（台北：三民書局股份有限公司，2008）。
- 楊仕哲：《消渴及病史與用藥思路探悉：先秦至金元時期》（台北，國立中國醫藥研究所，2008）。
- 薛鳳奎：《中醫文獻學》（湖南，湖南科學技術出版社，1989）。
- 范家偉：《六朝隨唐醫學之傳承與整合》（香港，中文大學出版社，2004）。
- 廖育群：《岐黃醫道》（台北：洪葉文化事業有限公司，1993）。
- 李建民：《旅行者的史學》（台北：允晨文化實業股份有限公司，2011）。
- 周德生：《五十二病方釋義》（山西：山西科學技術出版社，2013）。
- 周一謀：《馬王堆醫書考注》（天津：天津科學技術出版社，1988）。
- 馬伯英：《中國醫學文化史》（上海：上海人民出版社，1994）。

- 范行準：《中國醫學史略》，（北京：北京出版社，2016）。
- 約翰・伯納姆著，顏宜葳譯：《什麼是醫學史》（北京：北京大學出版社，2010）。
- 程門雪：《金匱篇解》（北京：人民衛生出版社，1986）。
- 范家偉：《大醫精誠》（台北：東大圖書股份有限公司，2007）。
- 裘沛然主編：《中國醫籍大辭典》，（上海：上海科學技術出版社，2002）。
- 基普爾著、張大慶譯：《劍橋世界人類疾病史》，（上海：上海科技教育出版社，2007）。
- 山田慶兒著，廖育群、李建民譯：《中國古代醫學的形成》，（台北：東大圖書股份有限公司，2003）。
- 朱建平：《中國醫學史研究》（北京：中醫古籍出版社，2003）。
- 尚志鈞：《本草人生－尚志鈞本草論文集》（北京：中國中醫藥出版社，2010）。
- 葉發正：《傷寒學術史》（武昌：華中師範大學出版社，1995）。
- 杜雨茂：《傷寒論研究文獻摘要》（西安：陝西科學技術出版社，1988）。
- 林佳靜、伍悅：《張仲景及其著作考證》（北京：學苑出版社，2008）。
- 劉世恩、毛紹芳：《當代名醫論仲景傷寒》（北京：學苑出版社，2008）。
- 錢超塵：《傷寒論文獻通考》（北京：學苑出版社，1999）。
- 時振聲：《時門醫述》（北京：中國醫藥科技出版社，1994）。
- 廖育群、傅芳、鄭金生：《中國科學技術史：醫學卷》（北京：科學出版社，1998）。
- 賈得道：《中國醫學史略》（太原：山西科學技術出版社，1993）。
- 湯萬春：《三百種醫籍錄》（台北:啟業書局有限公司，1986）。
- 甄志亞：《中國醫學史》（北京：中醫古籍出版社，1987）。
- 魏子孝、聶莉芳：《中醫中藥史》（台北：文津出版社，1994）。
- 生命醫療史研究室：《中國史新論：醫學史分冊》（臺北：聯經出版社，2015）。
- 西格里斯著，顧謙吉譯：《人與醫學》（台北：台灣商務印書館股份有限公司，2012）。

- 張延昌：《武威漢代醫簡注解》，（北京：中醫古籍出版社，2006）。
- 余巖：《古代疾病名候疏義》，（台北：自由出版社，1972）。
- 叢春雨：《敦煌中醫藥全書》，（北京：中醫古籍出版社，1994）。
- 許世瑛：《中國文法講話》，（台北：開明出版社，1973）。
- 張綱：《中醫百病名源考》（台北：文光圖書有限公司，2001）。
- 和中浚：《帶你走進「審視瑤函」》（北京：人民軍醫出版社，2008）。
- 趙恩儉：《傷寒論研究》（天津：天津科學技術出版社，1987）。

（三）學術期刊、學位論文

- 林富士：〈中國疾病史研究芻議〉，《四川大學學報（哲社版）》，1 期（2004），頁 87-93。。
- 張莎，〈《中華醫典·名藥》治療冠心病用藥規律研究〉，《中醫藥導報》，23（5）（2017），頁 21-24。
- 章紅英，〈消渴古籍數字化研究勢在必行〉，《時珍國醫國藥》，16（9）（2005），頁 831-832。
- 符永馳，〈中醫古籍數字化探討〉，《中醫雜誌》，51（12）（2010），頁 1128-1130。
- 王盛隆，〈基于《中華醫典》文獻挖掘的哮病組方用藥規律初步研究〉，《時珍國醫國藥》，28（3）（2017），頁 761-763。
- 管義紅，〈基于數據挖掘分析《中華醫典》中治療頭暈方劑的組方用藥規律〉，《中醫藥導報》，23（5）（2017），頁 25-28。
- 鄭恒雄，〈從古典目錄略論當代我國目錄學之發展〉，《佛教圖書館館訊》，29（2002），頁 6-14。
- 鄧松波，〈古代醫學文獻目錄學淵源考究〉，《內蒙古科技與經濟》，9（2017），頁 133-134。
- 劉培生，〈《中醫古籍分類表》的研製及應用〉，《中國中醫藥圖書情報雜誌》，41（2）（2017），頁 52-54。
- 東仁達，〈「巫醫結合」的進步與反動〉，《中華醫史雜誌》，（3）（1981），頁 173。

- 于博雅，〈《山海經》中醫藥學知識的內容與傳播〉，《中醫文獻雜誌》，（6）（2017），頁 1-5
- 陳紅梅，〈《五十二病方》成書年代討論的焦點與啓示〉，《成都中醫藥大學學報》，37（4）（2014），頁 110-112
- 李建民：〈中國古代「禁方」考論〉，《中央研究院歷史語言研究所集刊》，第 68 本第 1 分（1997），頁 117-166。
- 李建民：《死生之域——周秦漢脈學之源流》（台北：中央研究院歷史語言研究所，2000），頁 120-139。
- 吳忠文，〈論"江南諸師秘仲景要方不傳"盡在《金匱玉函經》之中〉，《中醫藥導報》，15（7）（2009），頁 3-5。
- 陳名婷：《宋代官修醫書考》（臺中：中國醫藥學院中國醫學研究所碩士論文，2011）。
- 靳士英：〈疾病史研究 60 年〉，《中華醫史雜誌》26.3（1996），頁 154。
- 喬富渠：〈重視中醫病名的繼承與創新〉，《中國中醫基礎醫學雜志》（1998），09，頁 11-3。
- 朱文鋒、賀澤龍：〈論堅持中醫病名診斷的必要性〉，《遼寧中醫雜志》（2000），02，頁 50-2。
- 惠毅、奚娜、謝正幸、孫守才：〈淺談吳瑞甫在溫病中西匯通方面的貢獻〉，《光明中醫雜志》，21（11）（2006），頁 48-50。
- 胡占盈：〈關格證治驗 1 例〉，《現代中西醫結合雜誌》 10.22（2001），頁 2184-2185。
- 蓋俊杰,劉占國,劉麗榮：〈關格驗案一則〉，《中醫藥信息》6（1997），頁 35。
- 陳國女：〈中藥灌注治療關格病 34 例〉，《中國農村醫學》25.1（1997），頁 58。
- 陳犁，蘇克勇：〈關格治驗 1 例〉，《山西中醫》11.5（1995），頁 28-29。
- 〈推蕩積滯治關格〉，《醫學文選》6（1994），頁 4。
- 杜勇：〈《雞峰普濟方》作者考〉，《中華醫史雜誌》，2003，（03），頁 43-45。
- 張宗棟、張薛：〈《雞峰普濟方》作者考辨〉，《中華醫史雜誌》，2004;（03），頁 21-25。

- 李玉清：〈《注解傷寒論》所據祖本考〉，《中華醫史雜志》，1999;（02），頁 104-108。
- 金度勛：〈《刪繁方》的輯復研究〉《中華中醫藥學會第八屆內經學術研討會論文集》（廣州：中華中醫藥學會，2006），頁 182。
- 郝懷斌、劉少明：〈《外台秘要》醫學價值的再認識〉，《中華醫史雜志》，1998，（04），頁 56-58。
- 黃俊傑、張賢哲、李采娟、林昭庚：〈宋元前「關格」一詞涵義之演變〉，《台灣中醫醫學雜誌》，15.1（2017），頁 41-42。
- 張琳葉，〈《黃帝內經》早期傳本略述〉，《福建中醫藥雜誌》，35（5）（2004），頁 40-42。
- 鄧楊春，〈《黃帝內經》成書於唐代的考證研究與分析〉，《中華中醫藥雜誌》，31（10）（2016），頁 3891-3900。
- 王立子：《宋本《傷寒論》刊行前《傷寒論》文獻演變簡史》（北京：北京中醫藥大學中國醫史文獻研究所博士論文，2004）。
- 劉增貴，〈門戶與中國古代社會〉，《中央研究院歷史語言研究所集刊》，68（4）（1997），頁 817-897。
- 陳德述，〈略論陰陽五行學說的起源與形成〉，《西華大學學報》，33（2）（2014）。
- 龍奉璽，〈基於《喻嘉言醫學三書》探討喻昌學術精神〉，《醫學史研究》，34（2A）（2013），頁 90-91。

（四）網路查詢資料

- 沈澍農，〈電子版中醫古籍的文獻學考察〉，http://www.healthofall.com/a201710101156660/ （民國 107 年 2 月 28 日檢索）。
- 莊芳榮，〈目錄學〉，http://ap6.pccu.edu.tw/Encyclopedia/data.asp?id=9741 （民國 107 年 2 月 25 日檢索）。
- 魯欣，〈從"辨章學術，考鏡源流"看中國古典目錄學之功用〉，

《江西圖書館學刊》，（1）（2008）
http://www.literature.org.cn/Article.aspx?ID=49652 （民國 107 年 2 月
26 日檢索）

● 漢典資料庫：取自：http://www.zdic.net/z/27/zy/95DC.htm（民國 107
年 2 月 26 日檢索）

● 博客來圖書 -> 中醫傳世經典誦讀本：難經集注，
http://www.books.com.tw/products/CN11346249（民 107 年 4 月 8 日
檢索）。

● 百家諸子中國哲學書電子化計劃：維基->靈素節注類編
https://ctext.org/wiki.pl?if=gb&chapter=489355

● 維基百科：傷寒雜病論。取自 https://zh.wikipedia.org/wiki/傷寒雜病
論（民 107 年 2 月 28 日檢索）。

● 百家諸子中國哲學書電子化計劃：維基->聖濟總錄，
http://ctext.org/wiki.pl?if=gb&res=964188（民 107 年 3 月 27 日檢
索）。

● 百家諸子中國哲學書電子化計劃：維基->經絡全書->經絡全書，
http://ctext.org/wiki.pl?if=gb&chapter=180809（民 107 年 6 月 5 日檢
索）。

● 中醫智庫 ->靈樞心得
https://www.zk120.com/ji/read/1119?nav=ys&uid=None，（民 107 年
2 月 21 日檢索）。

● 中醫智庫 ->素問心得，
https://www.zk120.com/ji/read/1216?uid=None，（民 107 年 2 月 21
日檢索）。

● 早稻田大學圖書館藏書：《傷寒六書》（敦化堂梓行），
http://www.wul.waseda.ac.jp/kotenseki/html/ya09/ya09_00165/index.ht
ml，（民 107 年 5 月 25 日檢索）。

● 中醫寶典 ： 中醫方言-> 《急救良方》，
http://zhongyibaodian.com/archives/18942.html，（民 107 年 5 月 25
日檢索）。

● 百家諸子中國哲學書電子化計劃：維基->醫學綱目，
https://ctext.org/wiki.pl?if=gb&res=666636，（民 107 年 5 月 25 日檢
索）。

● 百家諸子中國哲學書電子化計劃：維基->簡明醫殼，

https://ctext.org/wiki.pl?if=gb&res=851115，（民 107 年 5 月 25 日檢索）。

- 國學大師 首頁> 古籍在線 > 《新刻幼幼集 四卷》 > 第 2 冊，
  http://www.guoxuemi.com/gjzx/314585teob/40514/，（民 107 年 6 月
  2 日檢索）。
- 百家諸子中國哲學書電子化計劃：維基->本草擇要綱目，
  https://ctext.org/wiki.pl?if=gb&chapter=663197
- 百家諸子中國哲學書電子化計劃：維基->本草簡要方
  https://ctext.org/wiki.pl?if=gb&chapter=110613#p18
- 百家諸子中國哲學書電子化計劃：維基->傷寒論辯證廣注，
  https://ctext.org/wiki.pl?if=gb&chapter=434055&remap=gb
- 百家諸子中國哲學書電子化計劃：維基->訂正仲景全書傷寒論注
  https://ctext.org/wiki.pl?if=gb&chapter=495809
- 百家諸子中國哲學書電子化計劃：維基->傷寒指掌
  https://ctext.org/wiki.pl?if=gb&res=798267&searchu=%E9%97%9C%E6%A0%BC
- 百家諸子中國哲學書電子化計劃：維基->溫病正宗
  https://ctext.org/wiki.pl?if=gb&res=805473&searchu=%E9%97%9C%E6%A0%BC
- 百家諸子中國哲學書電子化計劃：維基->退思集類方歌注
  https://ctext.org/wiki.pl?if=gb&chapter=178564#p377
- 百家諸子中國哲學書電子化計劃：維基->顧松園醫鏡
  https://ctext.org/wiki.pl?if=gb&chapter=157451
- 百家諸子中國哲學書電子化計劃：維基->急救廣生集，
  https://ctext.org/wiki.pl?if=gb&chapter=577671&searchu=%E9%97%9C%E6%A0%BC
- 百家諸子中國哲學書電子化計劃：維基->校注醫醇賸義，
  https://ctext.org/wiki.pl?if=gb&res=747064&searchu=%E9%97%9C%E6%A0%BC
- 百家諸子中國哲學書電子化計劃：維基->子午流注說難，
  https://ctext.org/wiki.pl?if=gb&chapter=410861#p22
- 百家諸子中國哲學書電子化計劃：維基->評注產科心法，
  https://ctext.org/wiki.pl?if=gb&chapter=214409
- 百家諸子中國哲學書電子化計劃：維基->白喉全生集，
  https://ctext.org/wiki.pl?if=gb&res=925936&searchu=%E9%97%9C%E

6%A0%BC

- 百家諸子中國哲學書電子化計劃：維基->徐批葉天士晚年方案眞本，https://ctext.org/wiki.pl?if=gb&chapter=603399
- 中醫古書->葉天士醫案精華，http://www.theqi.com/cmed/oldbook/book48/index.html
- 百家諸子中國哲學書電子化計劃：維基->王氏醫案繹注，https://ctext.org/wiki.pl?if=gb&res=822051&searchu=%E9%97%9C%E6%A0%BC
- 百家諸子中國哲學書電子化計劃：維基->針灸逢源，https://ctext.org/wiki.pl?if=gb&res=707835&searchu=%E9%97%9C%E6%A0%BC

國家圖書館出版品預行編目資料

「關格」一詞名義源流考／黃俊傑編著. 一初
版.－臺東市：黃俊傑，2019. 11
　　面；　公分.
ISBN 978-957-43-5672-0（平裝）

1. 中醫史
410. 92　　　　　　　　　107009675

「關格」一詞名義源流考

作　　者　黃俊傑

發 行 人　黃俊傑

出　　版　黃俊傑
　　　　　950台東市中山路354號
　　　　　電話：（089）328-979

設計編印　白象文化事業有限公司
　　　　　專案主編：林孟侃　　經紀人：張輝潭

經銷代理　白象文化事業有限公司
　　　　　412台中市大里區科技路1號8樓之2（台中軟體園區）
　　　　　出版專線：（04）2496-5995　　傳真：（04）2496-9901
　　　　　401台中市東區和平街228巷44號（經銷部）
　　　　　購書專線：（04）2220-8589　　傳真：（04）2220-8505

印　　刷　普羅文化股份有限公司

初版一刷　2019 年 11 月

定　　價　1000 元

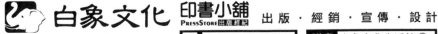